もっと知《し》りたい！
こどもの矯正歯科治療《きょうせいしかちりょう》

キッズの歯並《はなら》び
わくわくBOOK《ブック》

Waku Waku Book for Kids

監修《かんしゅう》：日本臨床矯正歯科医会《にほんりんしょうきょうせいしかいかい》

JN162582

もっと知りたい！　こどもの矯《きょう》正《せい》歯《し》科《か》治《ち》療《りょう》

キッズの歯《は》並《なら》び わくわくBOOK《ブック》

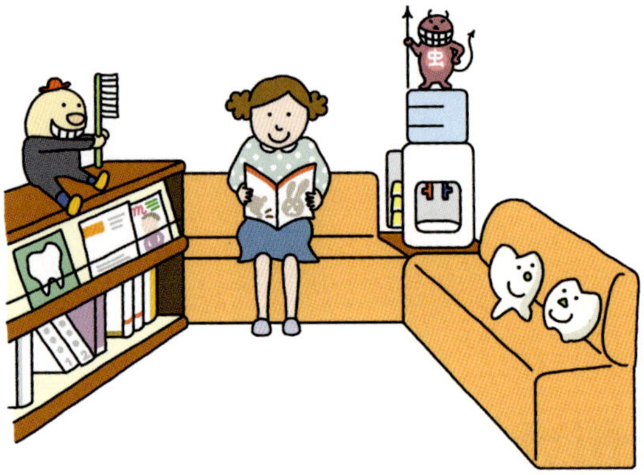

★目次《もくじ》★

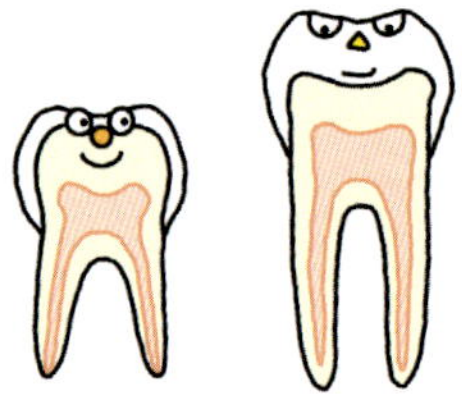

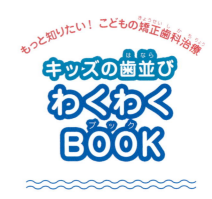

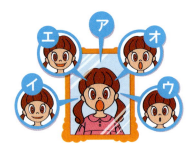

ア
イ
ウ
エ
オ

Part《パートワン》 1

矯正歯科治療《きょうせいしかちりょう》ってどんなもの？

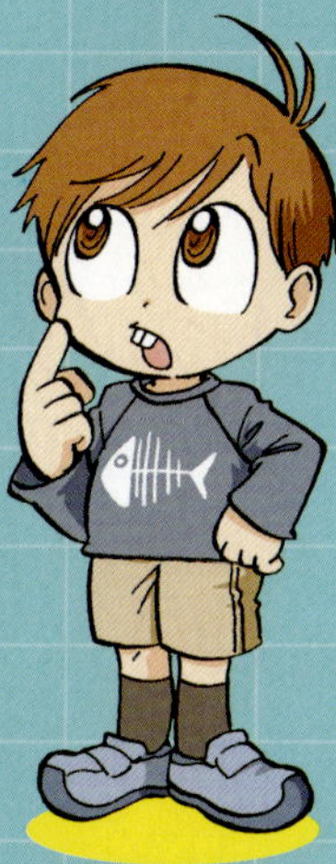

自分《じぶん》の歯並《はなら》びに自信《じしん》はある？
口《くち》を閉《と》じても前歯《まえば》が見《み》えていたり、
前歯《まえば》でものがかみ切《き》れなかったりしない？
ここでは、よくない歯並《はなら》びを整《ととの》える
矯正歯科治療《きょうせいしかちりょう》の基本《きほん》について説明《せつめい》するよ。
歯《は》や舌《した》、だ液《えき》の役割《やくわり》から、よくない歯並《はなら》びの代表《だいひょう》パターン、
そして矯正歯科治療《きょうせいしかちりょう》の進《すす》み方《かた》まで、
しっかり覚《おぼ》えてね。

ユウタの大冒険《だいぼうけん》

「冒《ぼう》険《けん》の旅《たび》がいよいよはじまる」の巻《まき》

まんが 大岩《おおいわ》ピュン

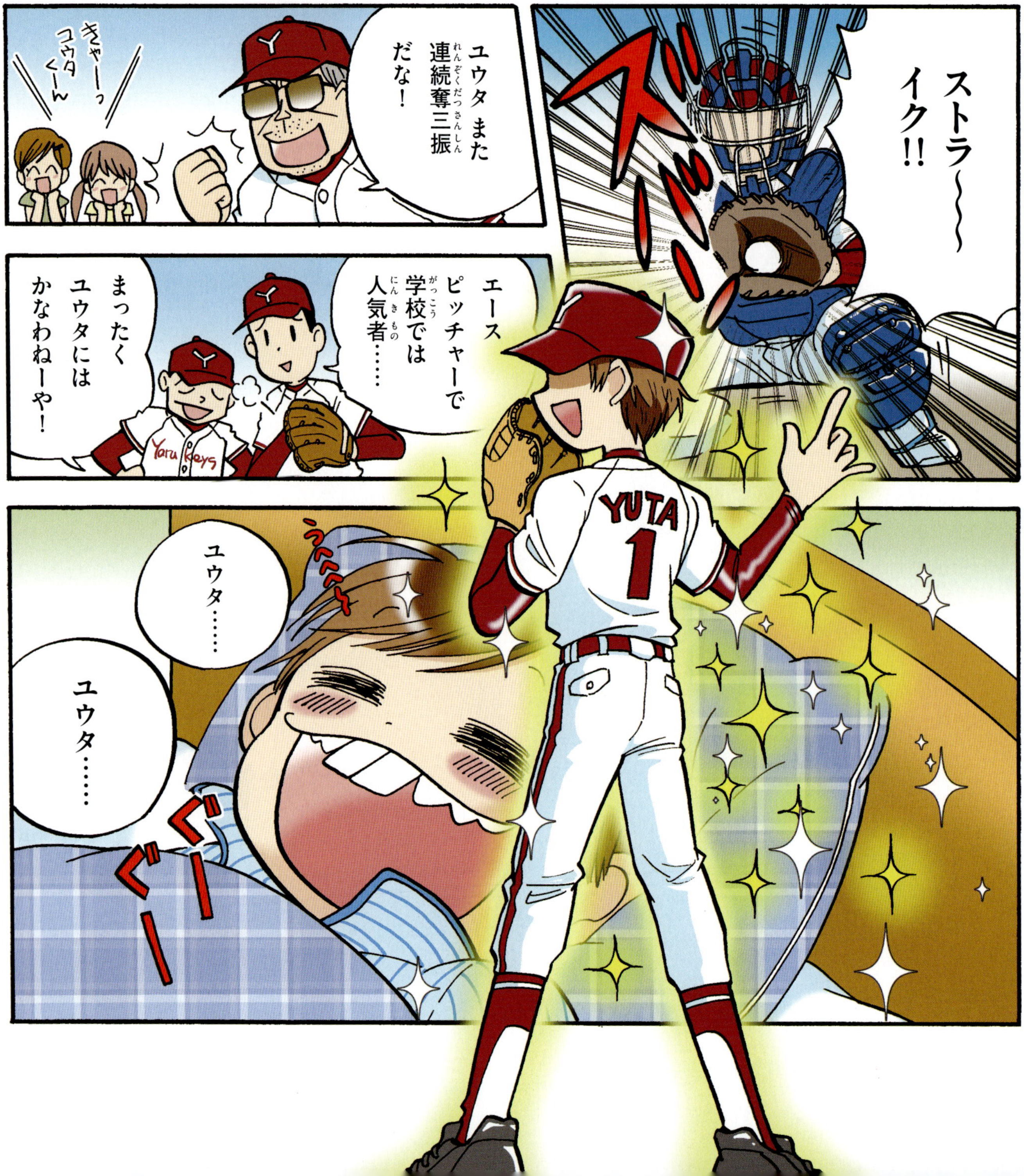

ストラ〜〜イク!!
ズバ
ユウタ また連続奪三振《れんぞくだつさんしん》だな!
きゃーっ ユウタくーん
エース ピッチャーで学校《がっこう》では人気者《にんきもの》……
まったく ユウタには かなわねーや!
うへへへ
ユウタ……
ユウタ……
ぐーぐー

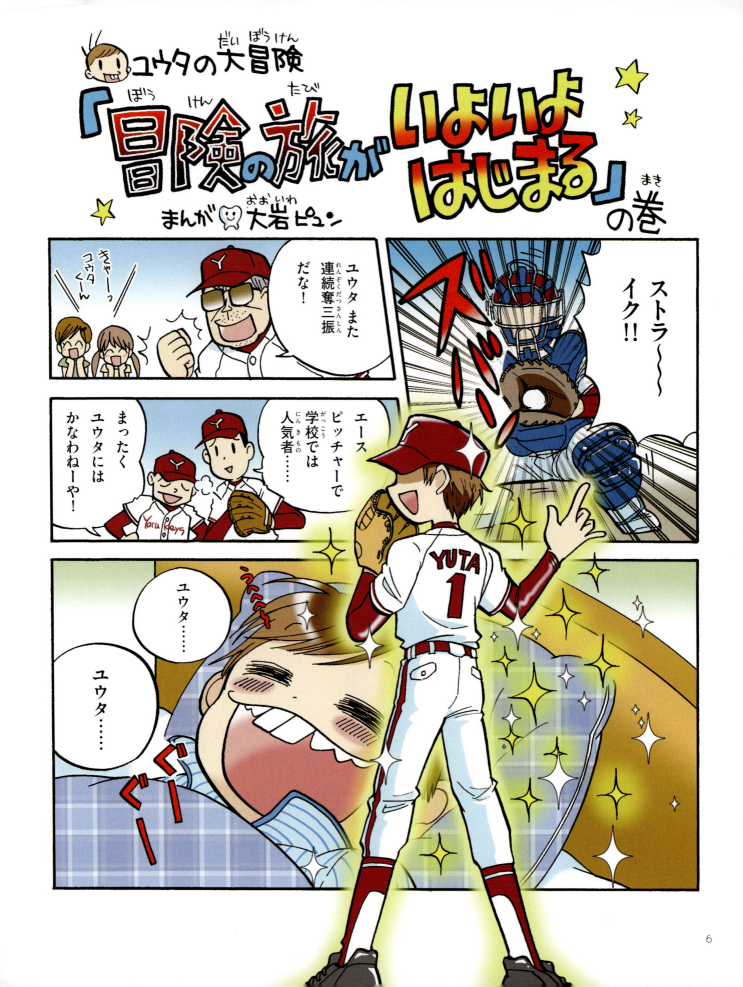

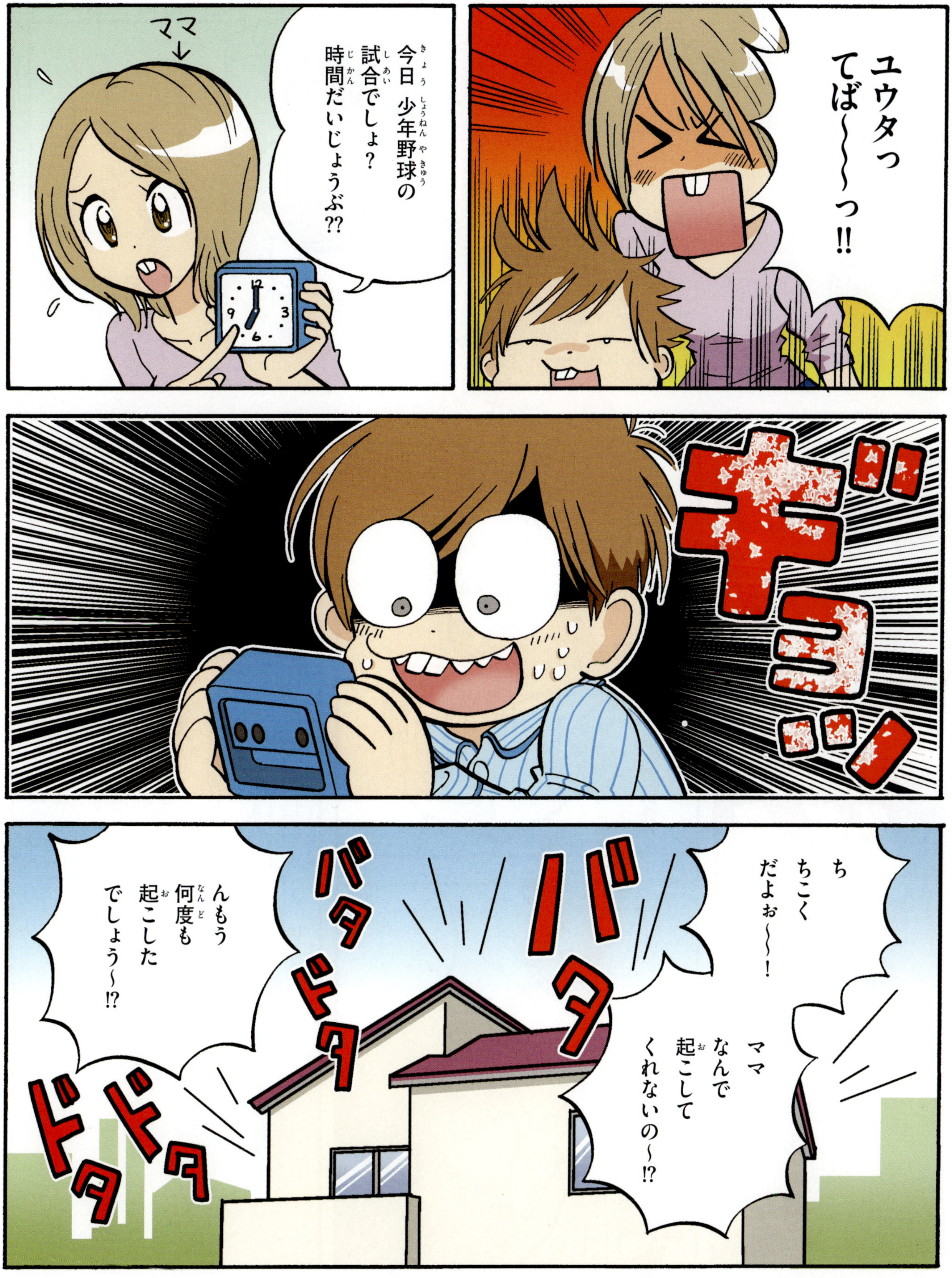
ユウタっ てば〜〜っ!!
ママ
今日《きょう》 少年野球《しょうねんやきゅう》の 試合《しあい》でしょ? 時間《じかん》だいじょうぶ??
ギョッ
ち ちこく だよぉ〜〜!
ママ なんで 起《お》こして くれないの〜!?
バタ
バタ ドタ
ドタドタ
んもう 何度《なんど》も 起《お》こした でしょう〜!?

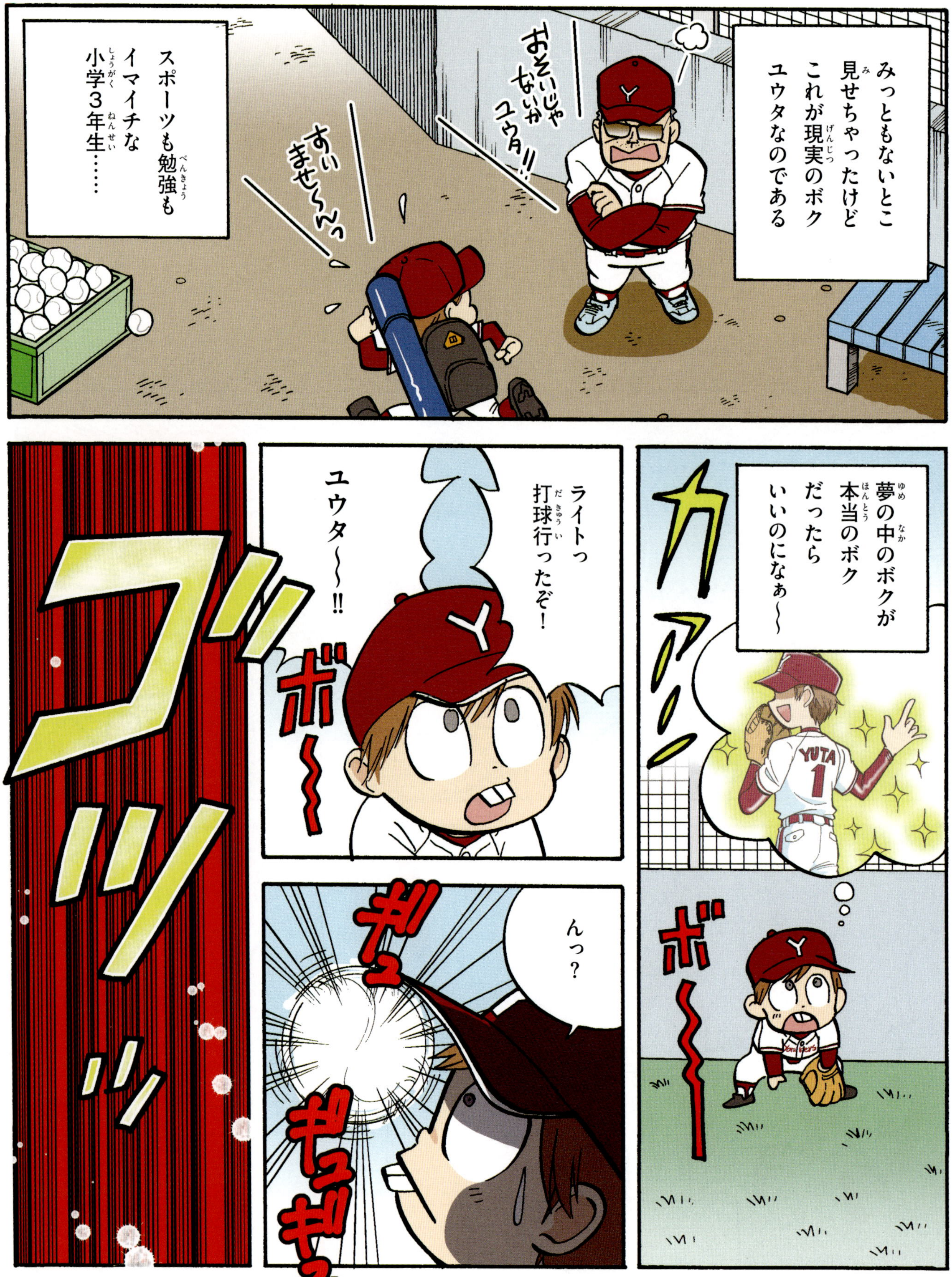
みっともないとこ見《み》せちゃったけどこれが現実《げんじつ》のボクユウタなのである
おそいじゃないかユウタ!!
すいませ〜んっ
スポーツも勉強《べんきょう》もイマイチな小学《しょうがく》3年生《ねんせい》……
カァン
夢《ゆめ》の中《なか》のボクが本当《ほんとう》のボクだったらいいのになぁ〜
YUTA 1
ボ〜〜〜
ライトっ打球《だきゅう》行《い》ったぞ!
ユウタ〜〜!!
ボ〜〜
んっ?
ギュ
ギュギュギュ
ゴツッ
ッ

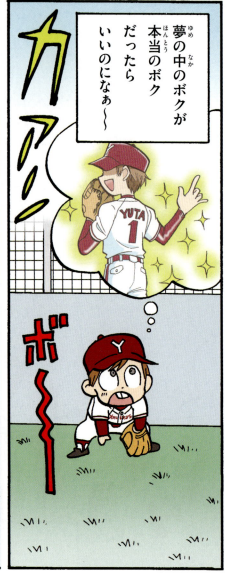

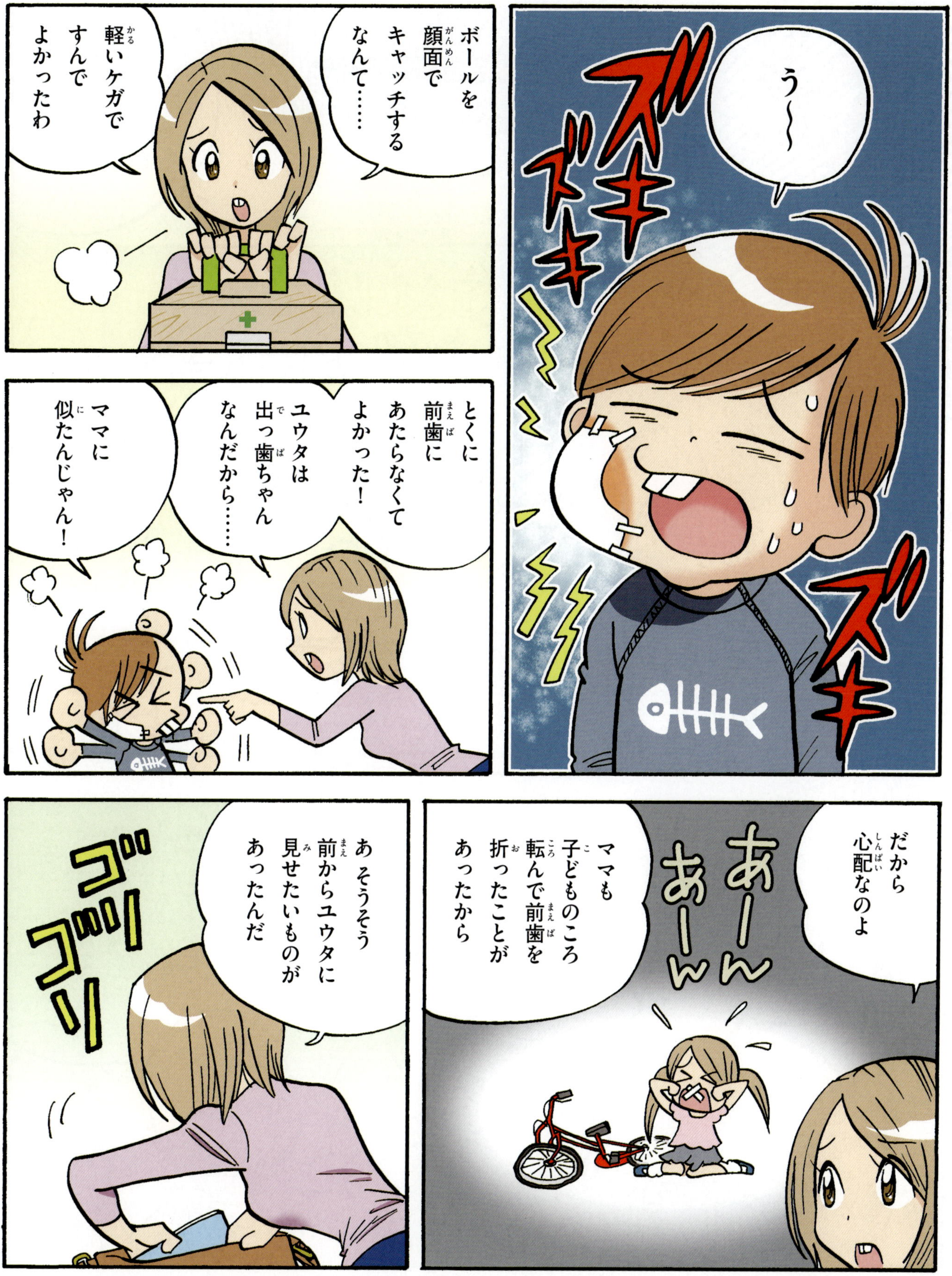

う〜〜
ズキ
ズキ
ズキ
ボールを顔面《がんめん》でキャッチするなんて……
軽《かる》いケガですんでよかったわ
とくに前歯《まえば》にあたらなくてよかった！
ユウタは出《で》っ歯《ぱ》ちゃんなんだから……
ママに似《に》たんじゃん！
だから心配《しんぱい》なのよ
あーん
あーん
ママも子《こ》どものころ転《ころ》んで前歯《まえば》を折《お》ったことがあったから
あ そうそう前《まえ》からユウタに見《み》せたいものがあったんだ
ゴソ
ゴソ

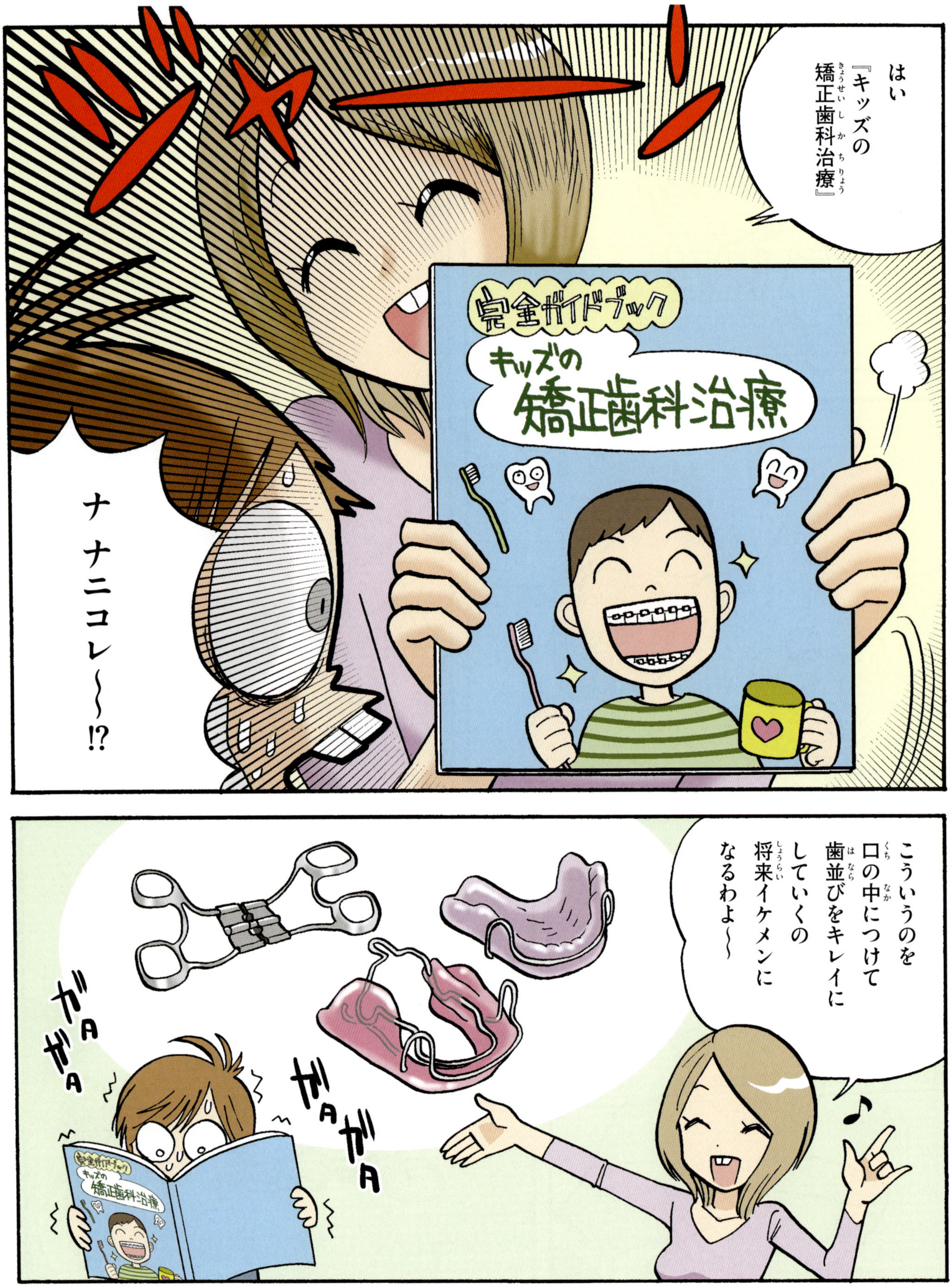
はい『キッズの矯《きょう》正《せい》歯《し》科《か》治《ち》療《りょう》』
完全ガイドブック
キッズの
矯正歯科治療
ナナニコレ〜〜⁉
こういうのを口《くち》の中《なか》につけて歯《は》並《なら》びをキレイにしていくの将来《しょうらい》イケメンになるわよ〜
完全ガイドブック
キッズの
矯正歯科治療

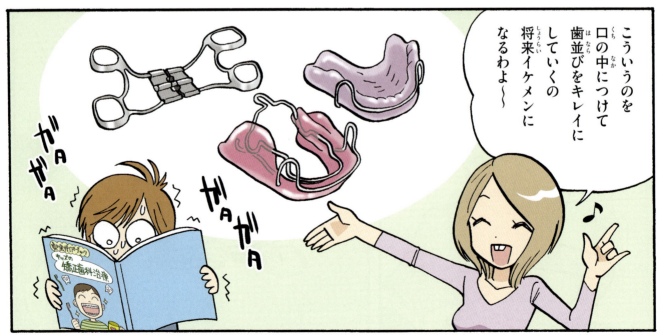

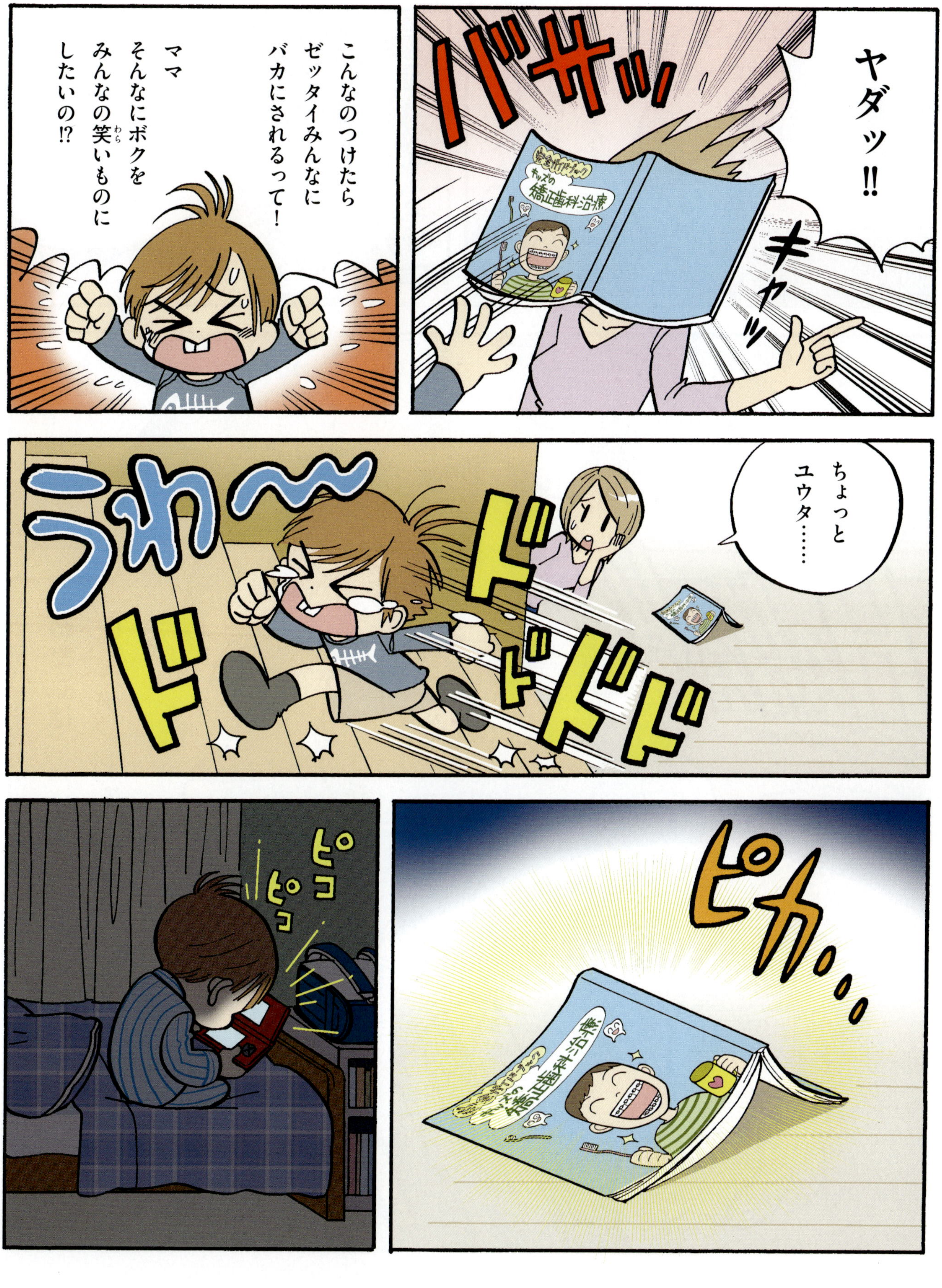
ヤダッ!!
バサッ
完全ガイドブック
キッズの矯正歯科治療
キャッ
こんなのつけたら
ゼッタイみんなに
バカにされるって！
ママ
そんなにボクを
みんなの笑《わら》いものに
したいの!?
ちょっと
ユウタ……
うわ～
ドドドドド
ピカ…
ピコ
ピコ

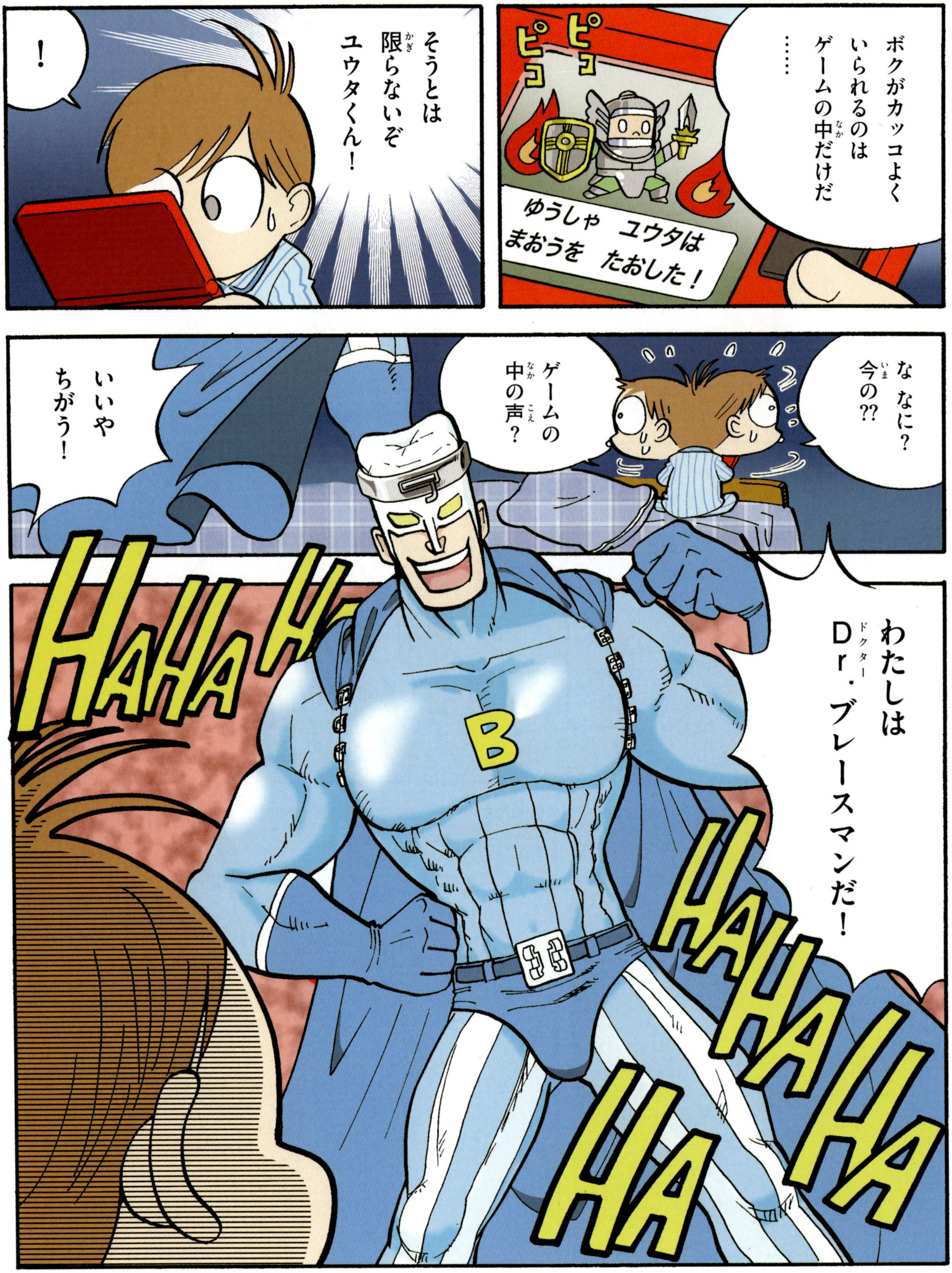

ボクがカッコよくいられるのはゲームの中《なか》だけだ……
ピコ ピコ
ゆうしゃ ユウタは まおうを たおした！
そうとは限《かぎ》らないぞユウタくん！
！
な なに？ 今《いま》の⁇
ゲームの中《なか》の声《こえ》？
いいや ちがう！
わたしはDr《ドクター》・ブレースマンだ！
HAHAHA
HAHAHAHA HAHA

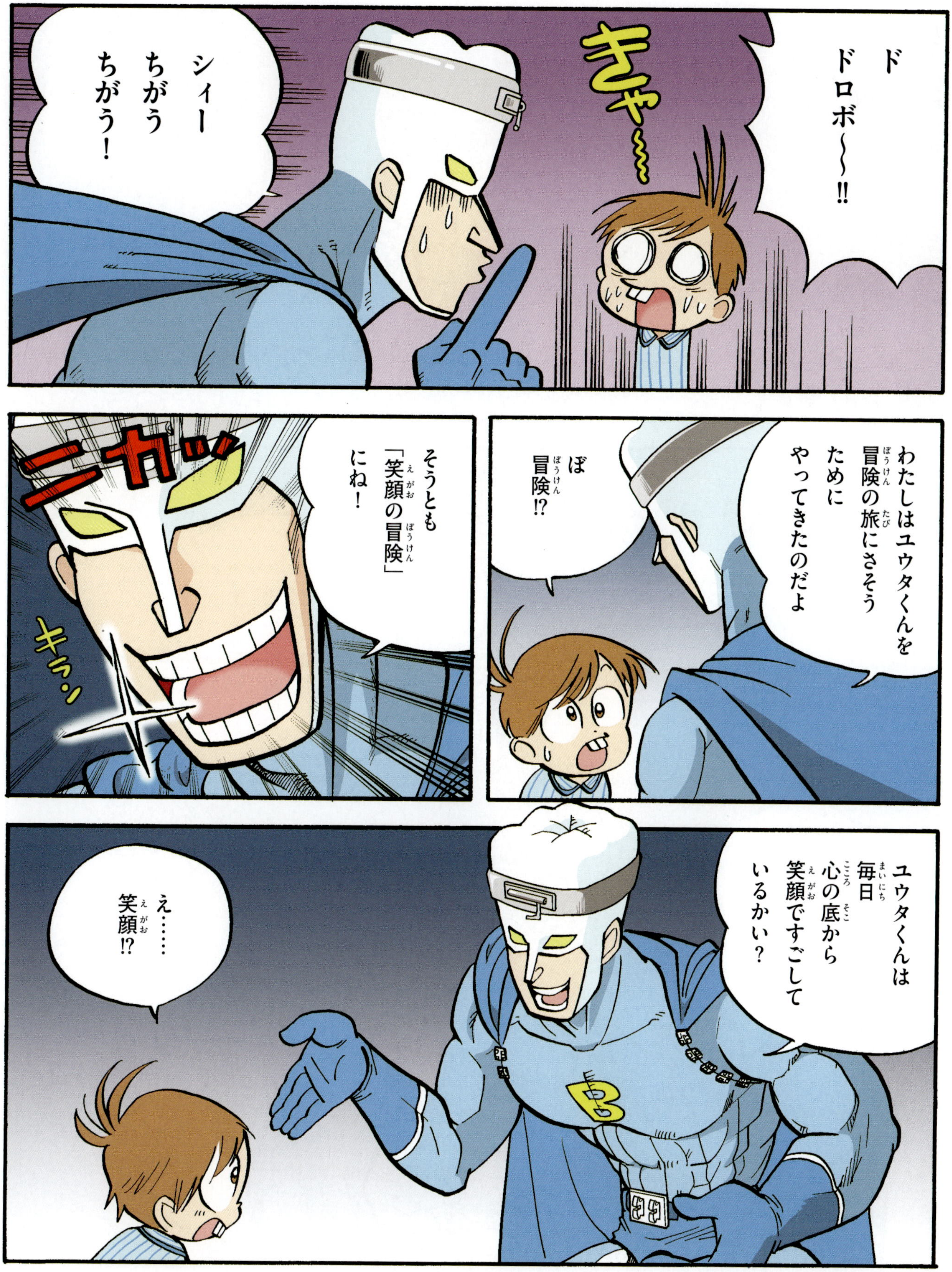
ド ドロボ〜〜!!
きゃ〜〜
シィー ちがう ちがう！
わたしはユウタくんを 冒険《ぼうけん》の旅《たび》にさそう ために やってきたのだよ
ぼ 冒険《ぼうけん》!?
ニカッ
そうとも 「笑顔《えがお》の冒険《ぼうけん》」 にね！
キラン
ユウタくんは 毎日《まいにち》 心《こころ》の底《そこ》から 笑顔《えがお》ですごして いるかい？
え…… 笑顔《えがお》!?

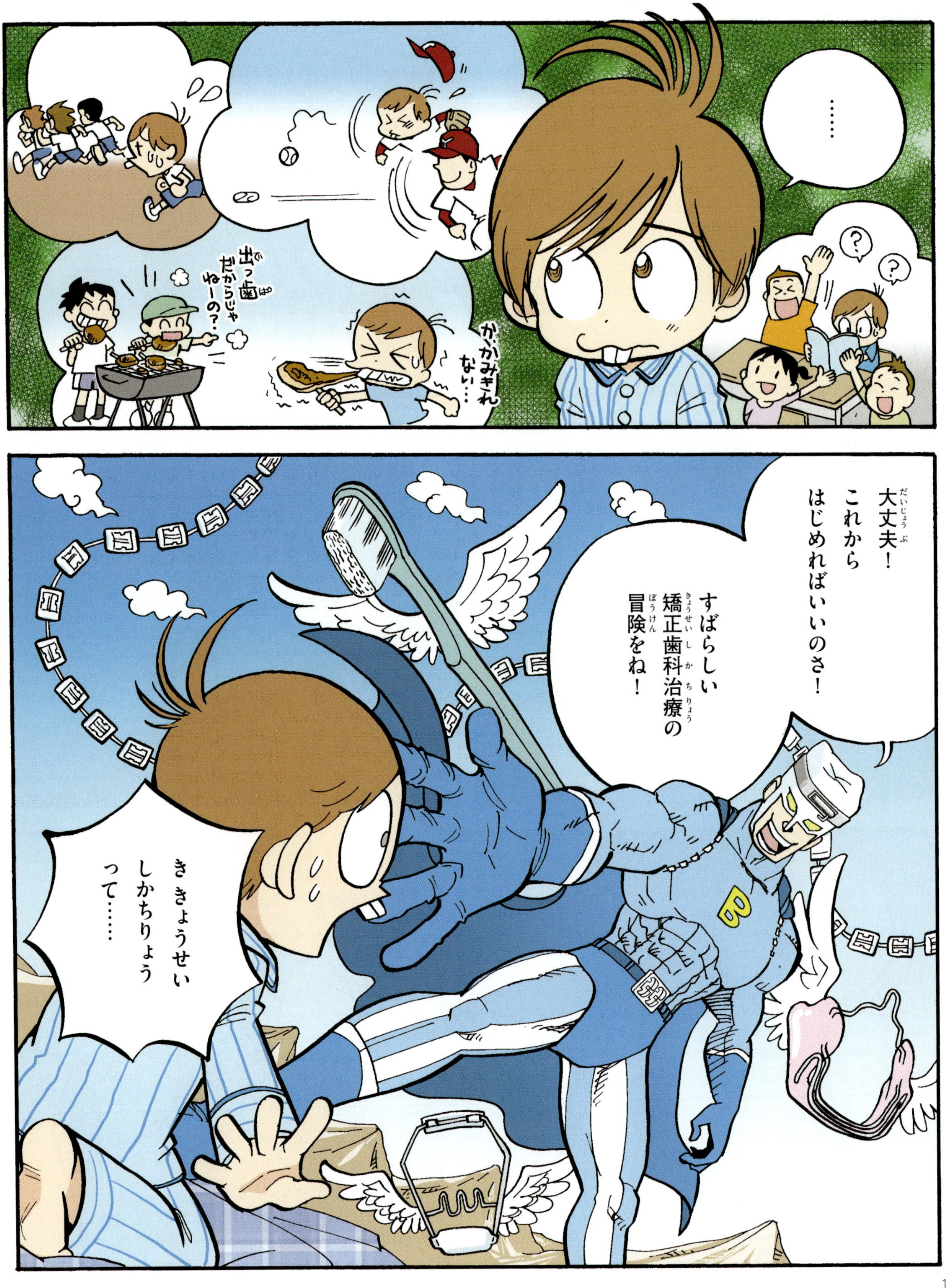
……
か、かみきれない…
出《で》っ歯《ぱ》だからじゃねーの？・
大丈夫《だいじょうぶ》！
これから
はじめればいいのさ！
すばらしい
矯正《きょうせい》歯《し》科《か》治療《ちりょう》の
冒険《ぼうけん》をね！
ききょうせい
しかちりょう
って……

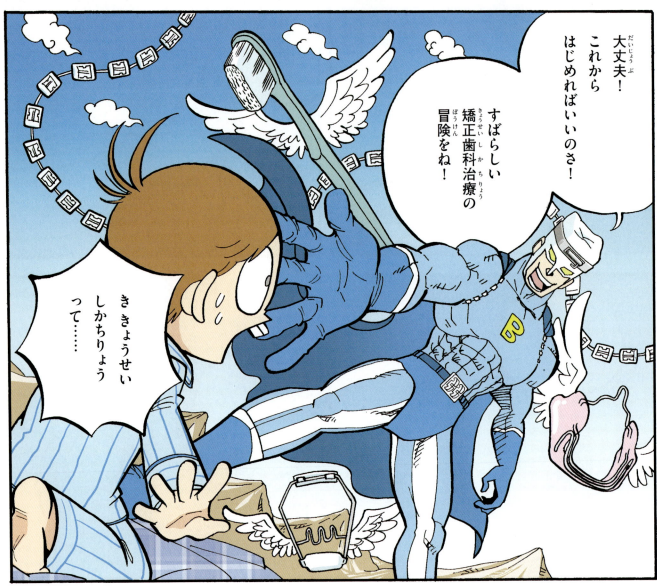

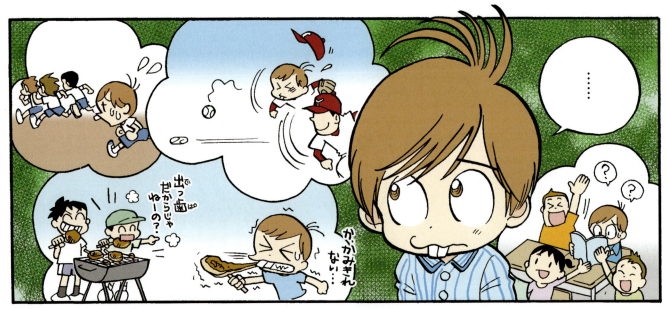

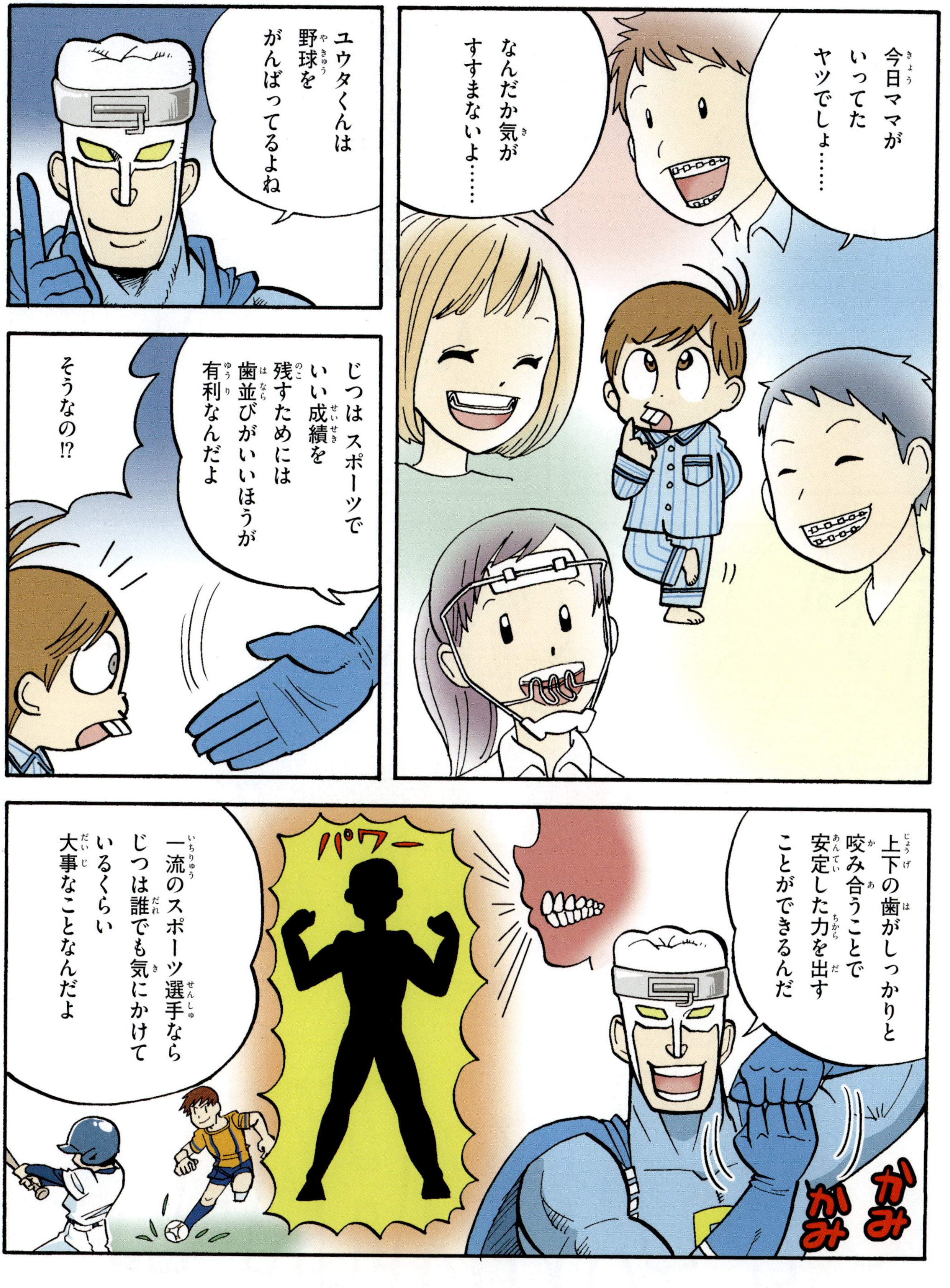
今日《きょう》ママがいってたヤツでしょ……
なんだか気《き》がすすまないよ……
ユウタくんは野球《やきゅう》をがんばってるよね
じつは スポーツでいい成績《せいせき》を残《のこ》すためには歯並《はなら》びがいいほうが有利《ゆうり》なんだよ
そうなの!?
上下《じょうげ》の歯《は》がしっかりと咬《か》み合《あ》うことで安定《あんてい》した力《ちから》を出《だ》すことができるんだ
かみかみ
パワー
一流《いちりゅう》のスポーツ選手《せんしゅ》ならじつは誰《だれ》でも気《き》にかけているくらい大事《だいじ》なことなんだよ

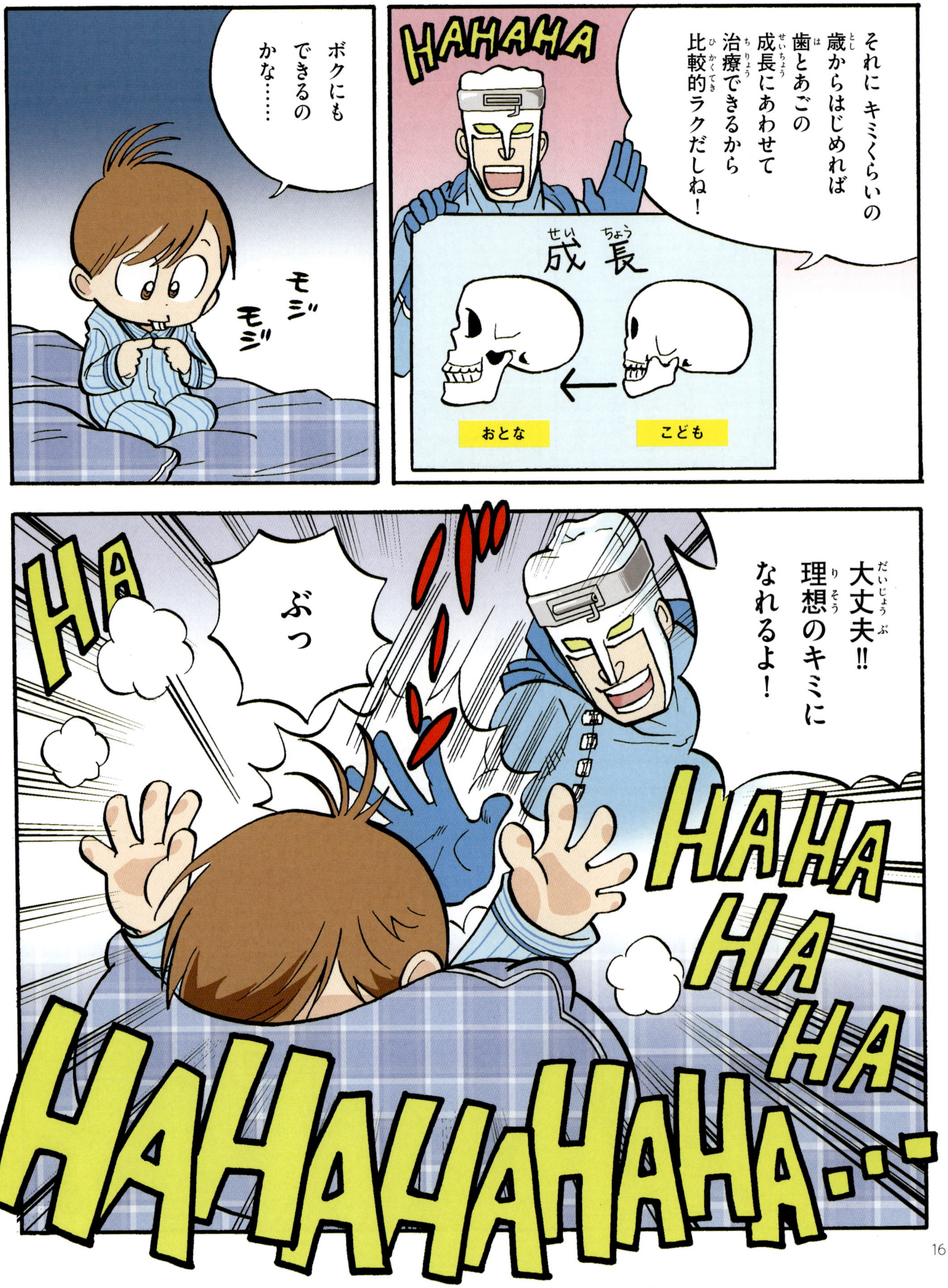
HAHAHA
それに キミくらいの歳《とし》からはじめれば歯《は》とあごの成長《せいちょう》にあわせて治療《ちりょう》できるから比較的《ひかくてき》ラクだしね！
成長《せいちょう》
おとな
こども
ボクにもできるのかな……
モジ モジ
大丈夫《だいじょうぶ》‼ 理想《りそう》のキミになれるよ！
ぶっ
HA
HAHA
HA
HA
HAHAHAHAHAHA…

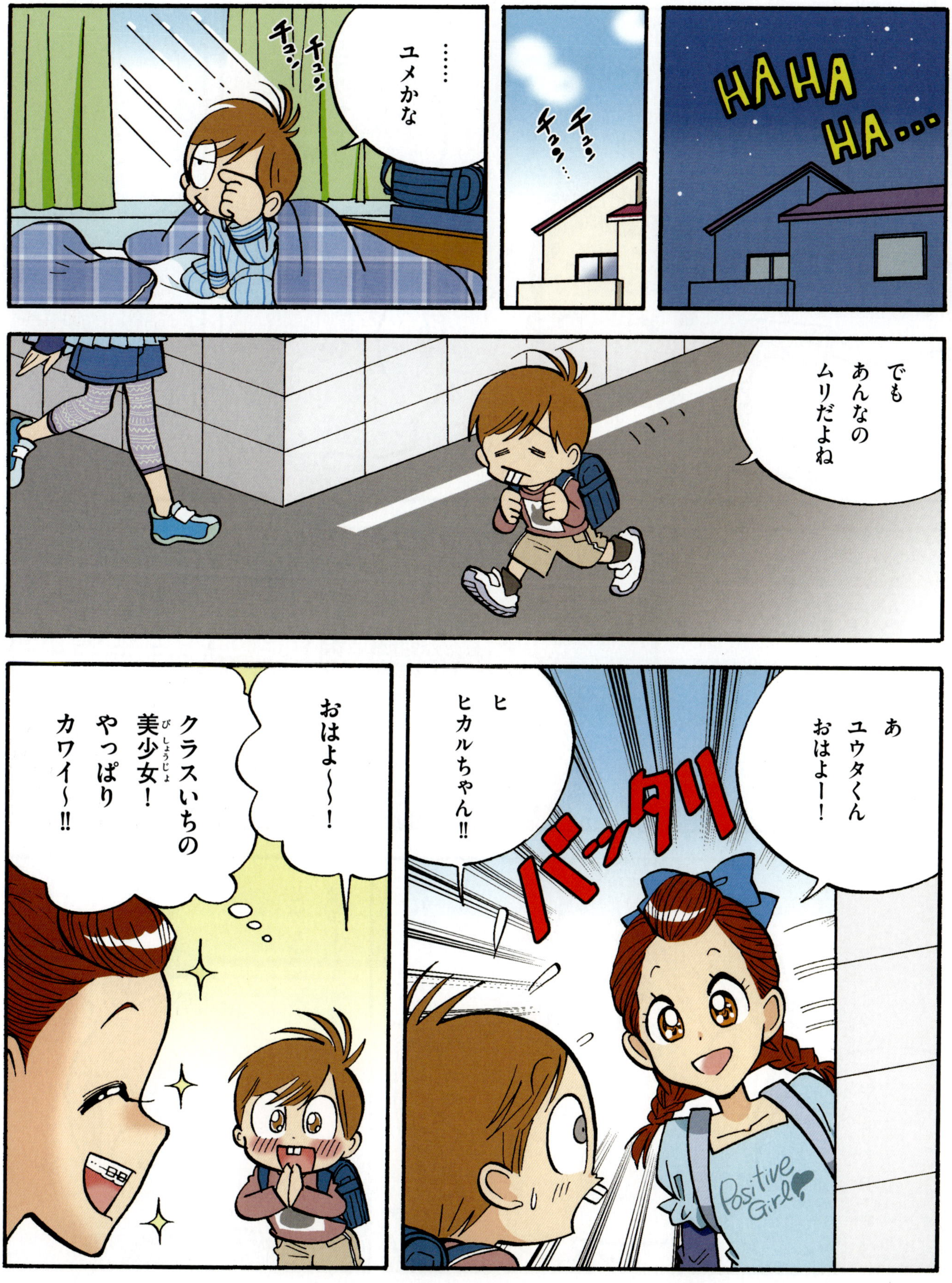
HAHA
HA...
チュン
チュン…
チュン
チュン
……
ユメかな
でも
あんなの
ムリだよね
あ
ユウタくん
おはよー!
バッタリ
ヒ
ヒカルちゃん!!
Positive Girl
おはよ〜〜!
クラスいちの
美少女《びしょうじょ》!
やっぱり
カワイイ〜!!

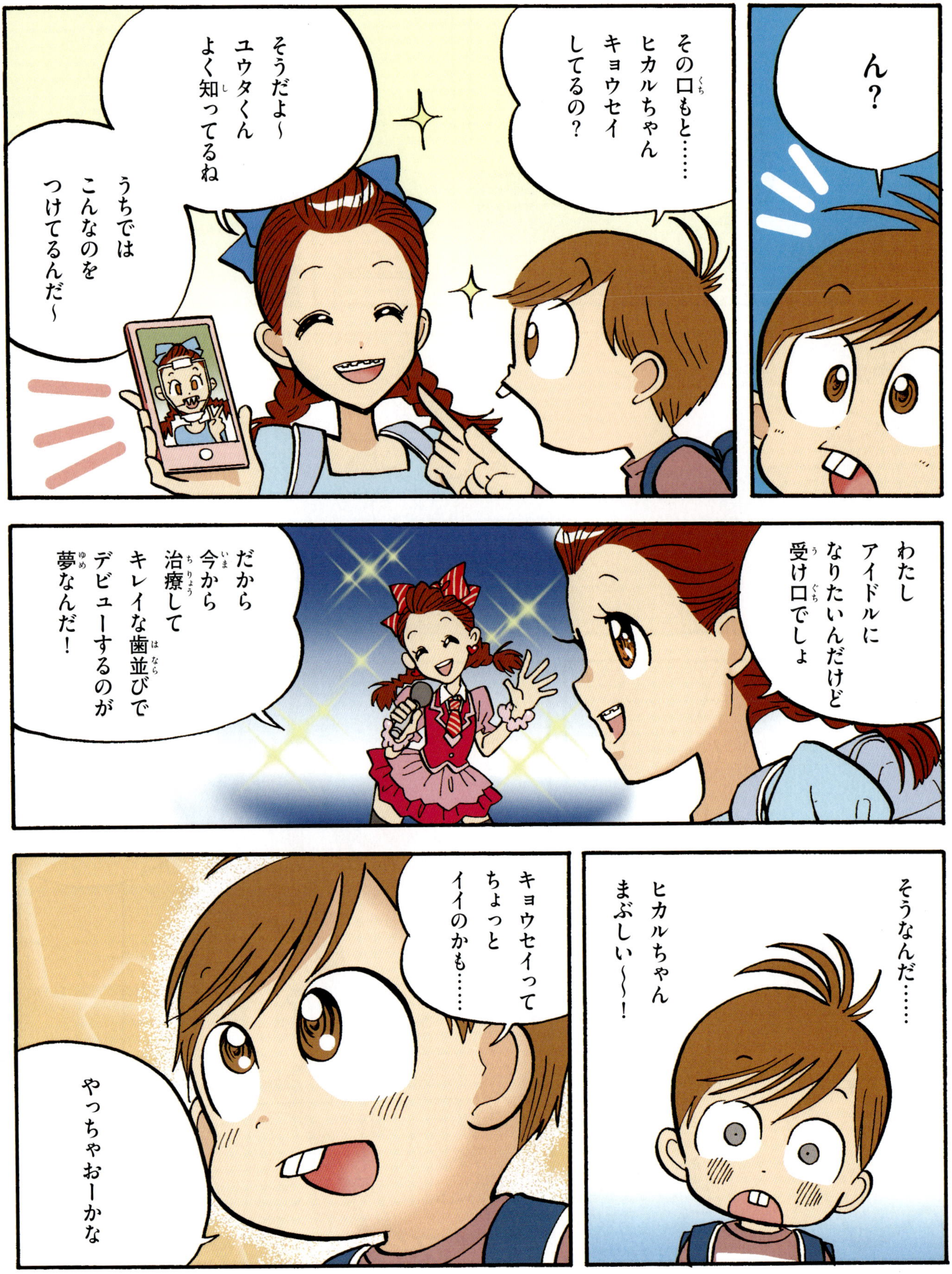
ん？
その口《くち》もと……ヒカルちゃんキョウセイしてるの？
そうだよ～ユウタくんよく知《し》ってるね
うちではこんなのをつけてるんだ～
わたしアイドルになりたいんだけど受《う》け口《ぐち》でしょ
だから今《いま》から治療《ちりょう》してキレイな歯《は》並《なら》びでデビューするのが夢《ゆめ》なんだ！
そうなんだ……
ヒカルちゃんまぶしい～～！
キョウセイってちょっとイイのかも……
やっちゃおーかな

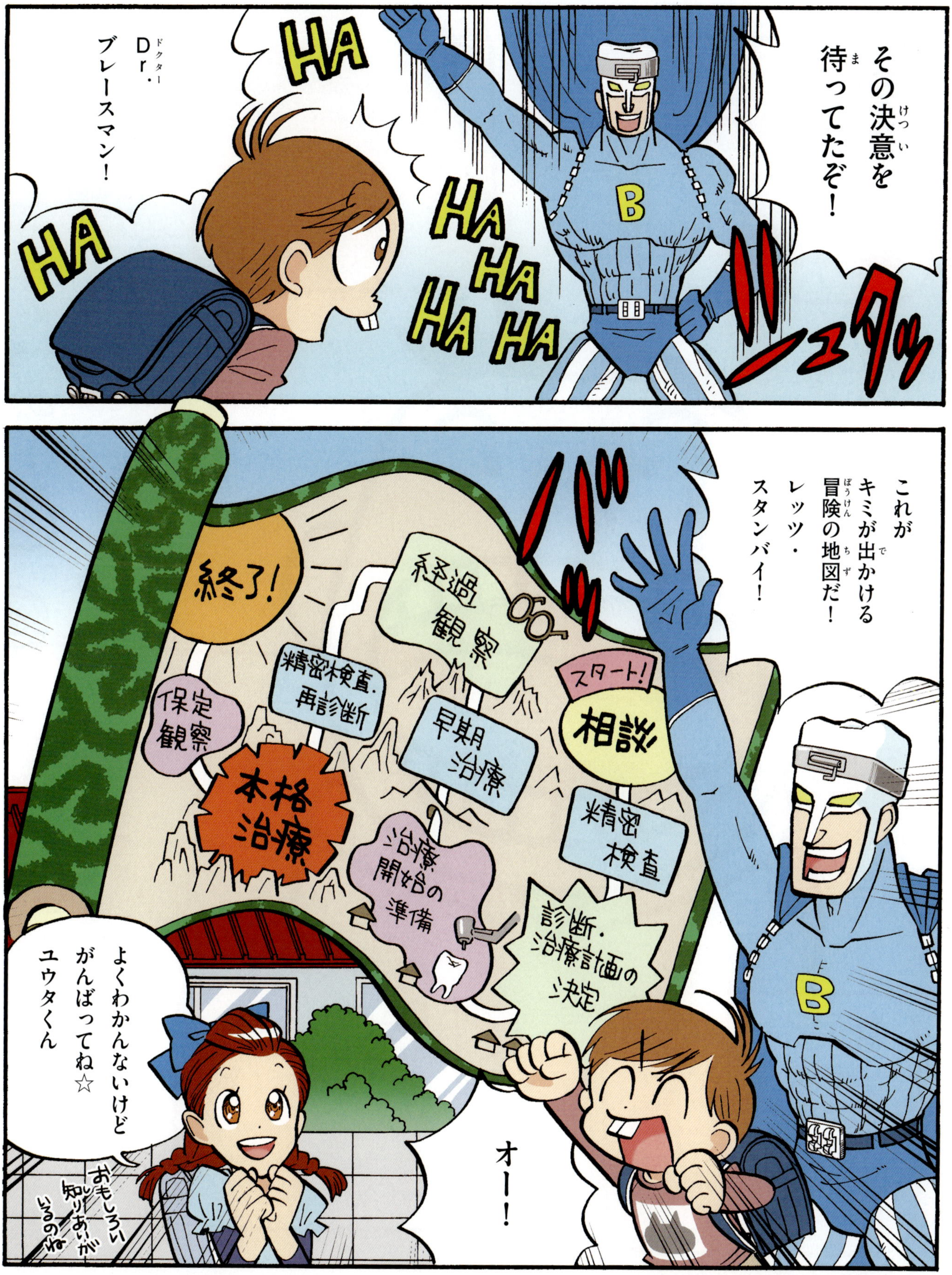
その決意《けつい》を待《ま》ってたぞ!
シュタッ
HA
HA
HA
HA
HA HA
Dr《ドクター》・ブレースマン!
これがキミが出《で》かける冒険《ぼうけん》の地図《ちず》だ!レッツ・スタンバイ!
バッ
スタート!
相談
精密検査
診断・治療計画の決定
治療開始の準備
本格治療
早期治療
精密検査・再診断
経過観察
保定観察
終了!
オー!
よくわかんないけどがんばってねユウタくん☆
おもしろい知《し》りあいがいるのね

鏡《かがみ》の前《まえ》で大《おお》きく「あ〜ん」

口《くち》の中《なか》を見《み》てみよう！

矯正歯科治療《きょうせいしかちりょう》について知《し》る前《まえ》に、まずは自分《じぶん》の口《くち》の中《なか》をチェック！ 歯《は》や舌《した》、だ液《えき》がどんな役割《やくわり》を果《は》たすのかも知《し》っておこう。

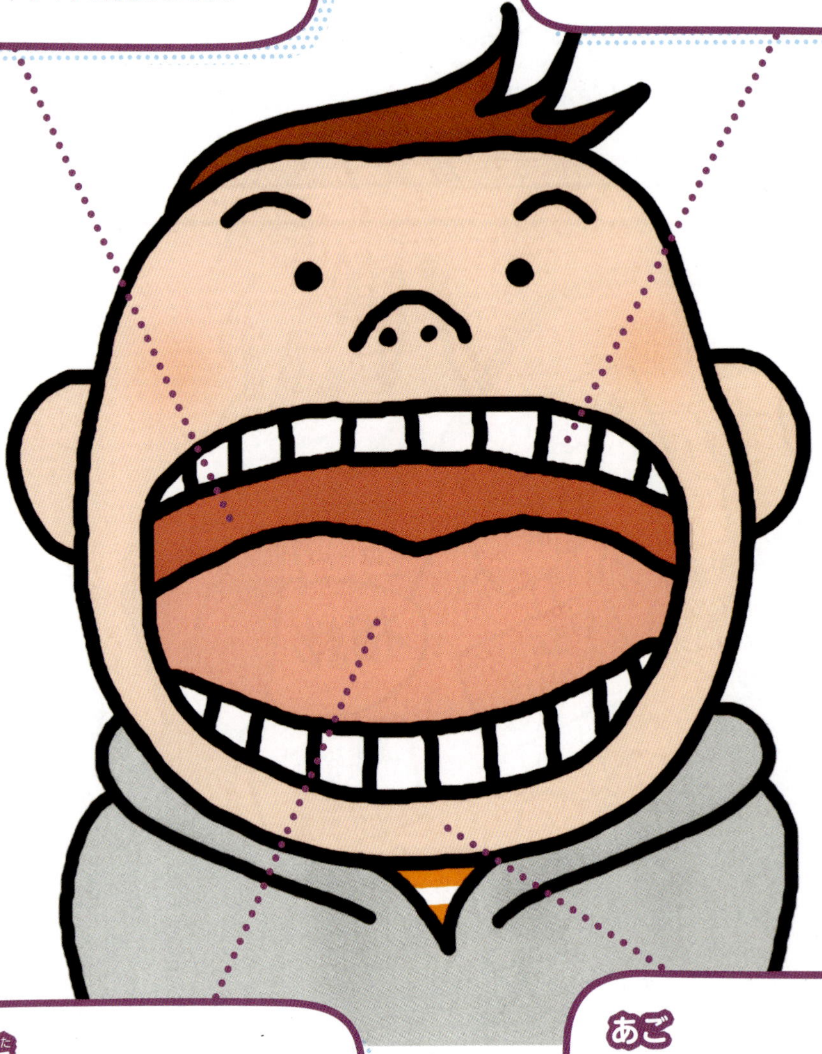

だ液《えき》

歯《は》についた食《た》べカスをとってくれるだ液《えき》は、口《くち》の中《なか》のそうじ屋《や》さん。バイ菌《きん》の活動《かつどう》をおさえたり、むし歯《ば》から歯《は》を守《まも》ったり、口《くち》の中《なか》をうるおして食《た》べものを飲《の》み込《こ》みやすくする働《はたら》きがあるよ。

歯《は》

食《た》べものをかむのはもちろん、話《はな》したり、スポーツなどで力《ちから》を出《だ》したりするときにも大切《たいせつ》なのが歯《は》。しっかりかむと、だ液《えき》がたくさん出《で》て、消化《しょうか》しやすくなる。安定《あんてい》した咬《か》み合《あ》わせでよくかむことは、あごの骨《ほね》や筋肉《きんにく》の発達《はったつ》にもプラス。

舌《した》

舌《した》には味《あじ》を感《かん》じとったり、口《くち》の中《なか》の食《た》べものをだ液《えき》とまぜ合《あ》わせて飲《の》み込《こ》んだり、発音《はつおん》を助《たす》けたりする働《はたら》きがある。反対《はんたい》に、舌《した》で前歯《まえば》を押《お》すようなクセがあると歯並《はなら》びを乱《みだ》す原因《げんいん》にも（48ページ）。

あご

あごを上下《じょうげ》・左右《さゆう》・前後《ぜんご》に動《うご》かすことで、ものを食《た》べたり、話《はな》したりできる。下《した》あごの骨《ほね》にはたくさんの筋肉《きんにく》がついていて、動《うご》かすたびに、いくつもの筋肉《きんにく》がいっしょに動《うご》くよ。

知《し》っとくポイント1

歯《は》には1本《ぽん》ずつ名前《なまえ》がある！

永久歯《えいきゅうし》の歯並《はなら》び
（12歳《さい》くらいから生《は》えそろう）

永久歯《えいきゅうし》は全部《ぜんぶ》で32本《ほん》。ただし、親知《おやし》らず（第《だい》三大臼歯《さんだいきゅうし》）は一生《いっしょう》、生《は》えない場合《ばあい》もあるよ。

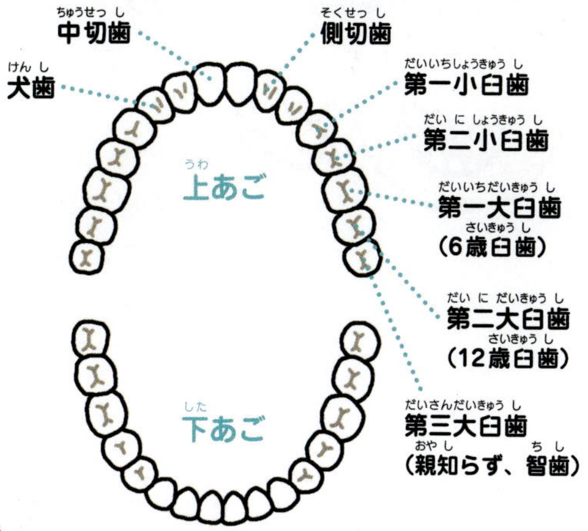

乳歯《にゅうし》の歯並《はなら》び
（2歳半《さいはん》～3歳《さい》くらいで生《は》えそろう）

乳歯《にゅうし》は全部《ぜんぶ》で20本《ぽん》。この時期《じき》は、歯《は》と歯《は》の間《あいだ》にすき間《ま》があってOK《オーケー》！

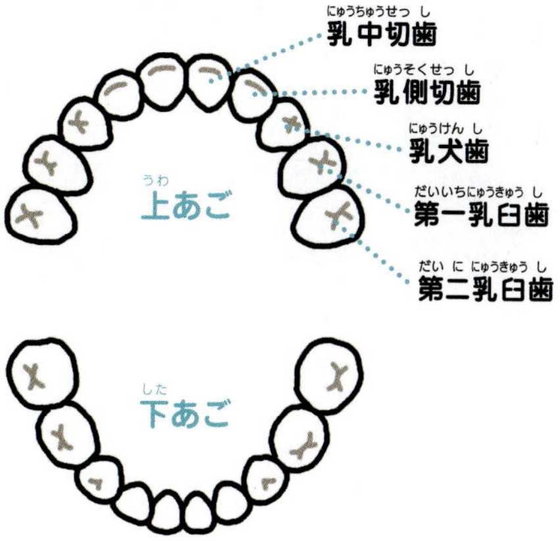

知《し》っとくポイント2

乳歯《にゅうし》は永久歯《えいきゅうし》の案内役《あんないやく》でもある！

乳歯《にゅうし》が永久歯《えいきゅうし》に生《は》えかわりはじめるのは6歳前後《さいぜんご》から。でも、永久歯《えいきゅうし》の芽《め》は2～3歳《さい》のころから乳歯《にゅうし》の下《した》の骨《ほね》の中《なか》にあって、成長《せいちょう》とともに乳歯《にゅうし》に近《ちか》づき、乳歯《にゅうし》の根《ね》っこを溶《と》かしながら生《は》えてくる。つまり、永久歯《えいきゅうし》にとって乳歯《にゅうし》は生《は》える方向《ほうこう》を示《しめ》す“道《みち》しるべ”でもあるんだ。だから、乳歯《にゅうし》がむし歯《ば》になって傷《いた》んだり早《はや》く抜《ぬ》けたりすると、永久歯《えいきゅうし》は生《は》える場所《ばしょ》の目印《めじるし》を失《うしな》って迷子《まいご》になることがあるんだよ。

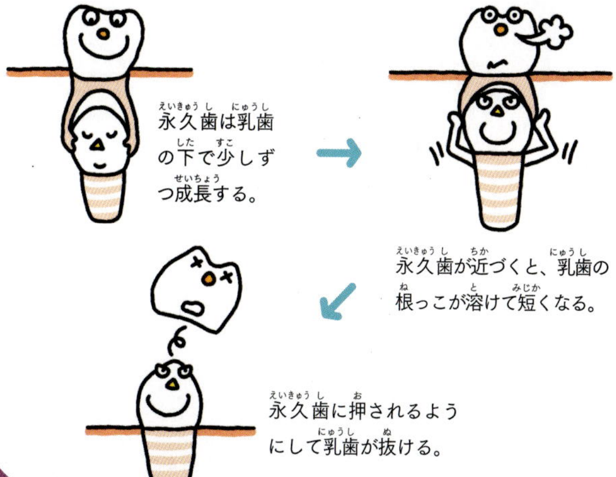

知《し》っとくポイント3

乳歯《にゅうし》のむし歯《ば》は、進行《しんこう》が早《はや》い！

歯《は》のつくりは乳歯《にゅうし》も永久歯《えいきゅうし》も同《おな》じだけど、歯《は》の外側《そとがわ》にあるエナメル質《しつ》と、その内側《うちがわ》にある象牙質《ぞうげしつ》のどちらも永久歯《えいきゅうし》よりうすくてやわらかいから、むし歯《ば》になるとあっという間《ま》に進行《しんこう》しちゃうよ。気《き》をつけて！

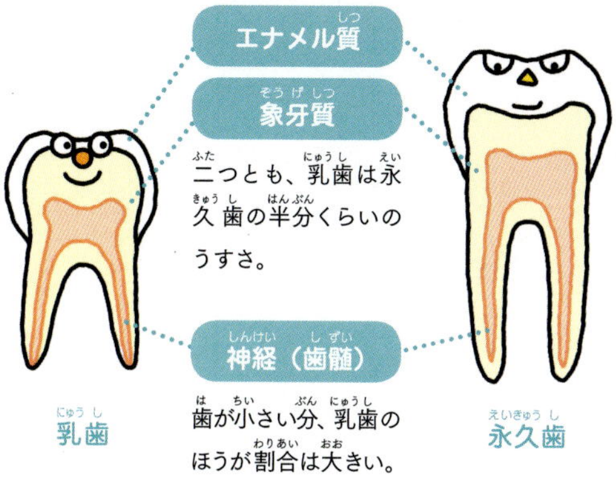

だから、むし歯《ば》になると神経《しんけい》まで傷《いた》みやすい！

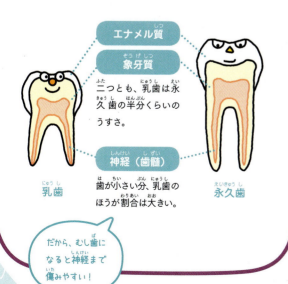

＼よくない歯《は》並《なら》びの／代表《だいひょう》パターンはこれだ！

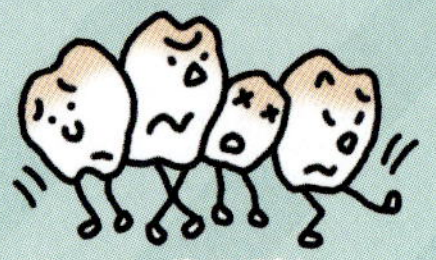

ここで紹介《しょうかい》するのは、よくない歯並《はなら》びの代表例《だいひょうれい》。
出《で》っ歯《ぱ》＋《プラス》乱《らん》ぐい歯《ば》とか、いくつかの状態《じょうたい》が重《かさ》なっている
場合《ばあい》もあるよ。キミの場合《ばあい》はどうかな？

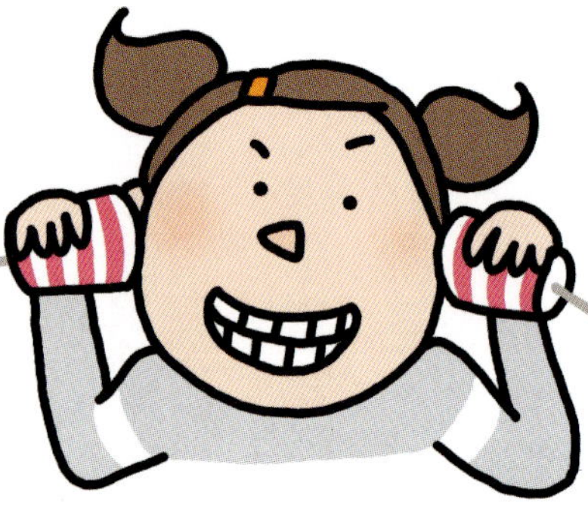

交叉《こうさ》咬合《こうごう》

奥歯《おくば》の咬《か》み合《あ》わせが悪《わる》くて、上《うえ》の歯《は》より下《した》の歯《は》が外側《そとがわ》にある状態《じょうたい》。そのため、あごが横《よこ》にズレたり、下《した》の前歯《まえば》のまんなかのライン（正中《せいちゅう》）がズレたりしていることも。

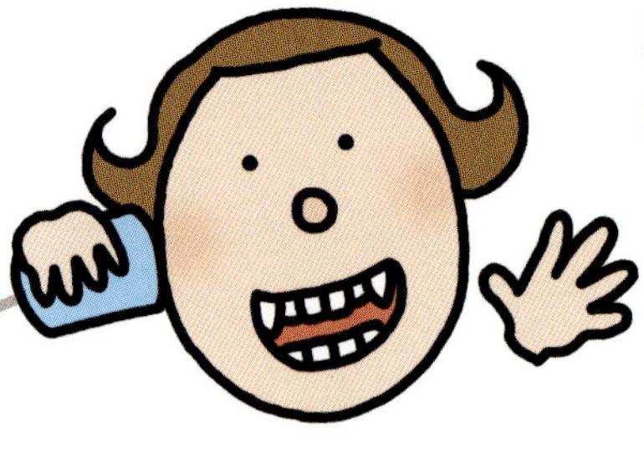

八重歯《やえば》・乱《らん》ぐい歯《ば》（叢生《そうせい》）

歯《は》がデコボコに生《は》えていたり、不《ふ》ぞろいだったりする状態《じょうたい》。小《ちい》さなあごに大《おお》きな歯《は》が並《なら》びきれなくて、起《お》こることが多《おお》い。

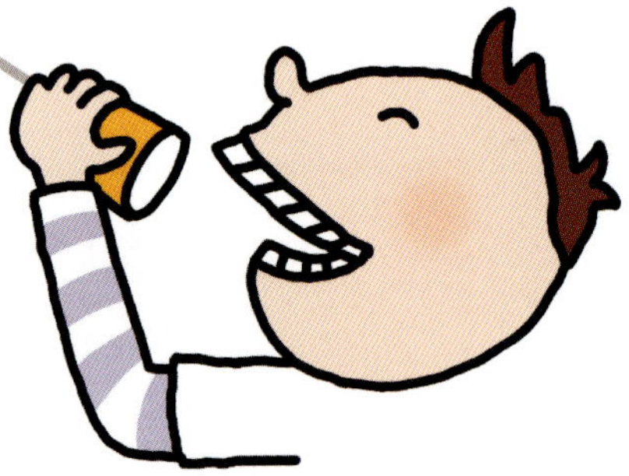

出《で》っ歯《ぱ》（上顎前突《じょうがくぜんとつ》）

上《うえ》の前歯《まえば》や上《うわ》あごが前《まえ》に出《で》ている状態《じょうたい》。下《した》あごが上《うわ》あごにくらべて小《ちい》さくて、引《ひ》っこんでいることもある。

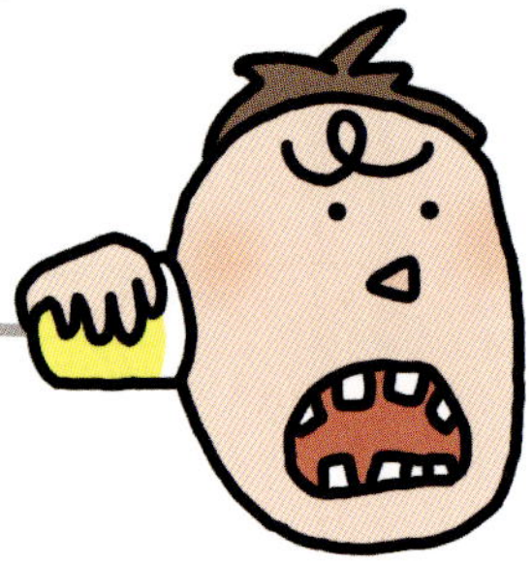

すきっ歯《ぱ》（空隙歯列《くうげきしれつ》）

歯《は》と歯《は》の間《あいだ》にすき間《ま》がある状態《じょうたい》。乳歯《にゅうし》のうちはすき間《ま》があってもいいけれど、永久歯《えいきゅうし》に生《は》えかわってもすき間《ま》があるなら、歯《は》が小《ちい》さかったり、歯《は》の数《かず》が足《た》りなかったり、よぶんな歯《は》が埋《う》もれているのかもしれない。

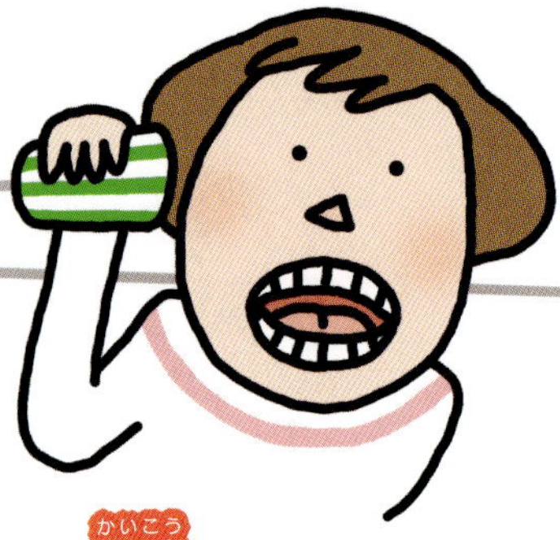

開咬《かいこう》

奥歯《おくば》を咬《か》み合《あ》わせたとき上下《じょうげ》の前歯《まえば》にすき間《ま》ができる状態《じょうたい》。前歯《まえば》でものがかみ切《き》れないことが多《おお》い。

歯並《はなら》びが悪《わる》くなる原因《げんいん》を知《し》っておこう！

歯並《はなら》びが悪《わる》くなる原因《げんいん》はいくつかある。その一《ひと》つが**遺伝《いでん》**。パパやママと顔《かお》だちや体型《たいけい》が似《に》ているように、あごのカタチや歯《は》の大《おお》きさも、あるていどは似《に》てくるんだ。生《う》まれつき歯《は》の数《かず》が足《た》りなかったり多《おお》すぎたりする場合《ばあい》も、遺伝《いでん》の影響《えいきょう》があるといわれているよ。また、毎日《まいにち》の習慣《しゅうかん》が原因《げんいん》で歯並《はなら》びが悪《わる》くなることも。たとえば、**やわらかいものばかり食《た》べている**と、あごが大《おお》きく丈夫《じょうぶ》に育《そだ》たずに乱《らん》ぐい歯《ば》になりやすいし、いつも**口《くち》で呼吸《こきゅう》**していると前歯《まえば》をくちびるでおさえる力《ちから》が弱《よわ》くなって開咬《かいこう》や出《で》っ歯《ぱ》の原因《げんいん》になることもある。ほかにも、ほおづえをついたり、指《ゆび》しゃぶりをしたりする**クセ**も歯並《はなら》びを悪《わる》くするから気《き》をつけて！

21ページで書《か》いたように、**乳歯《にゅうし》のむし歯《ば》**も歯並《はなら》びを乱《みだ》す原因《げんいん》の一《ひと》つだよ。むし歯《ば》ができたら、早《はや》めに治療《ちりょう》しておこうね。

上下顎前突《じょうげがくぜんとつ》

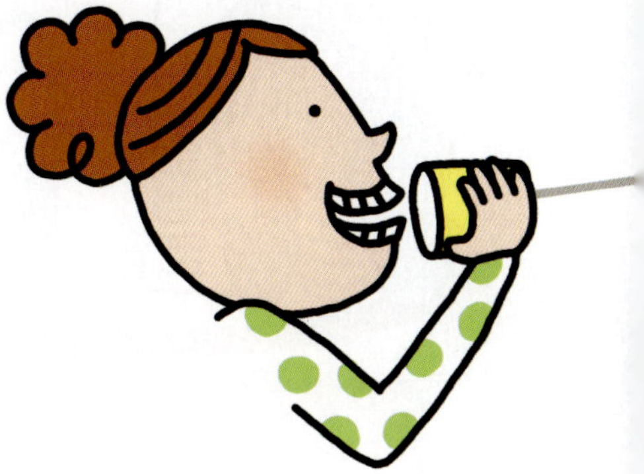

上下《じょうげ》の前歯《まえば》が突《つ》き出《で》ている状態《じょうたい》。口《くち》もと全体《ぜんたい》が前《まえ》に出《で》ているので、くちびるが閉《と》じにくい。

受《う》け口《ぐち》（反対咬合《はんたいこうごう》）

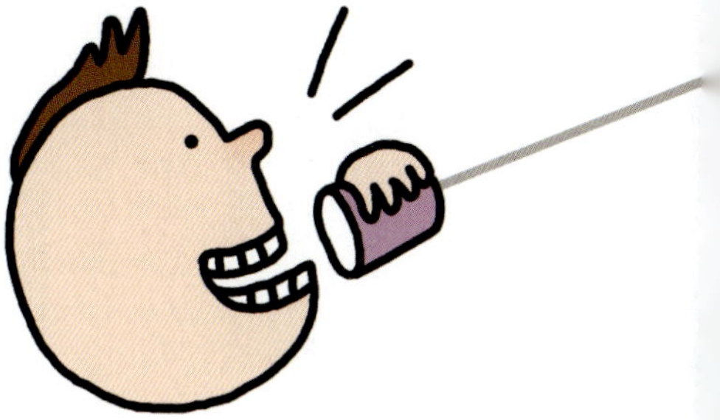

下《した》の前歯《まえば》や下《した》あごが前《まえ》に出《で》ている状態《じょうたい》。上《うえ》の前歯《まえば》の何本《なんぼん》かが、下《した》の前歯《まえば》の内側《うちがわ》に入《はい》っている場合《ばあい》もある。

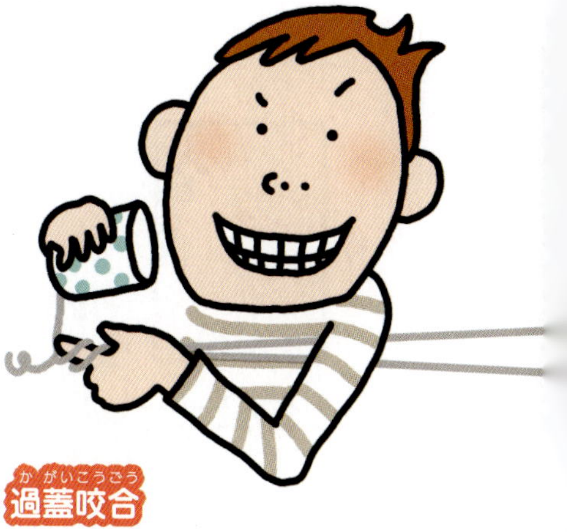

過蓋咬合《かがいこうごう》

上《うえ》の前歯《まえば》が下《した》の前歯《まえば》に深《ふか》くかぶさっている状態《じょうたい》。下《した》の前歯《まえば》が上《うえ》の前《まえ》歯《ば》のせいで見《み》えないこともある。

よくない歯並《はなら》びを放《ほう》っておくと、どうなるの？

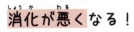

消化《しょうか》が悪《わる》くなる！

しっかりかめないだけでなく、だ液《えき》の量《りょう》がへって、せっかくの栄養分《えいようぶん》が体《からだ》に吸収《きゅうしゅう》されにくくなったり、口臭《こうしゅう》の原因《げんいん》になることも。

むし歯《ば》や歯肉炎《しにくえん》の原因《げんいん》になる！

歯《は》みがきが上手《じょうず》にできないから、食《た》べカスがうまくとれなくて、むし歯《ば》や歯肉炎《しにくえん》といった歯《は》や歯《は》ぐきの病気《びょうき》になりやすいよ。

自分《じぶん》に自信《じしん》がもてない！

歯並《はなら》びが悪《わる》いと人《ひと》と話《はなし》をするのが苦手《にがて》になったり、口《くち》を大《おお》きく開《あ》けて笑《わら》えなくなったりして自信《じしん》を失《うしな》いがちに。受《う》け口《ぐち》や開咬《かいこう》だと、サ行《ぎょう》やタ行《ぎょう》がキレイに発音《はつおん》できない原因《げんいん》にも。

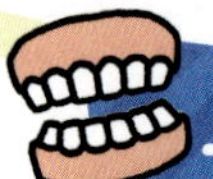

探検《たんけん》!!

矯正歯科《きょうせいしか》って どんなとこ!?

矯正歯科《きょうせいしか》は、
ふつうの歯医者《はいしゃ》さんと、どうちがうの？
そんなギモンの答《こた》えを見《み》つけるために、
矯正歯科《きょうせいしか》の中《なか》をいっしょに探検《たんけん》しよう！

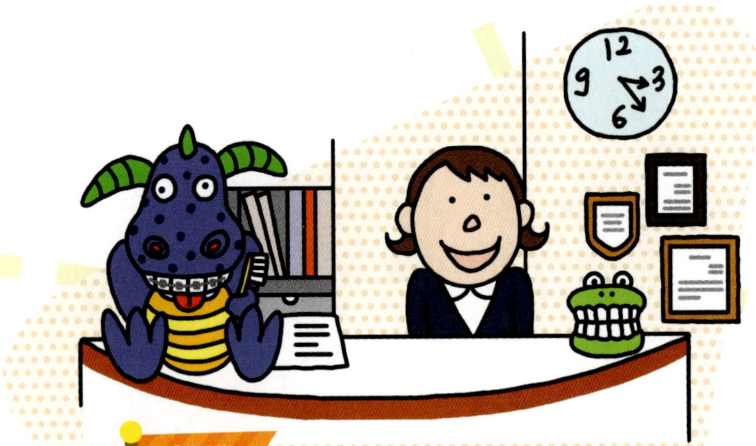

受付《うけつけ》

矯正歯科《きょうせいしか》に行《い》くと、最初《さいしょ》に目《め》に入《はい》るのがここ。受付《うけつけ》スタッフが「こんにちは！」って明《あか》るくむかえてくれるよ。なにかわからないことがあったら、受付《うけつけ》スタッフに聞《き》いちゃおう。

矯正歯科《きょうせいしか》は歯並《はなら》び治療《ちりょう》の専門医院《せんもんいいん》！

矯正歯科《きょうせいしか》とふつうの歯科《しか》、どちらも同《おな》じに思《おも》えるけど、その中身《なかみ》はぜんぜんちがう。わかりやすくいうと、むし歯《ば》や歯肉炎《しにくえん》といった口《くち》の病気《びょうき》に幅広《はばひろ》く対応《たいおう》するのがふつうの歯科《しか》で、咬《か》み合《あ》わせと歯並《はなら》びを整《ととの》えることを専門《せんもん》にしているのが矯正歯科《きょうせいしか》。

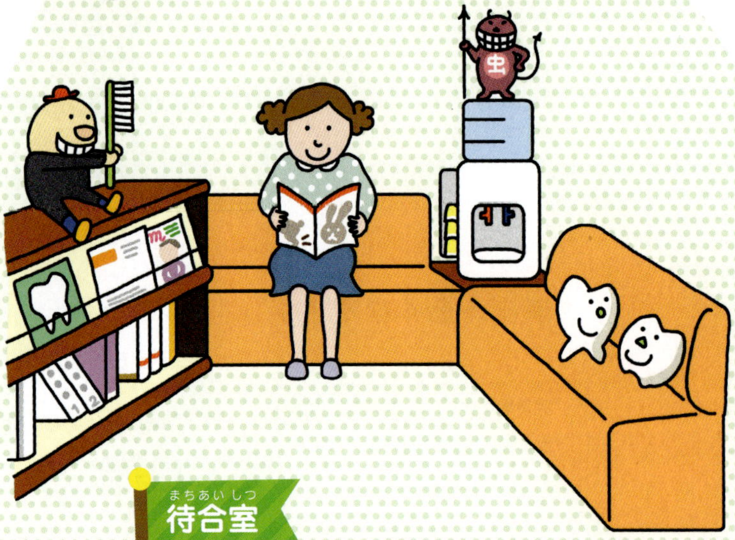

待合室《まちあいしつ》

診療《しんりょう》の前後《ぜんご》に少《すこ》しだけ、ここに座《すわ》って待《ま》つことも。歯《は》に関係《かんけい》する本《ほん》がたくさんあるから、積極的《せっきょくてき》に読《よ》んでみると楽《たの》しいよ！

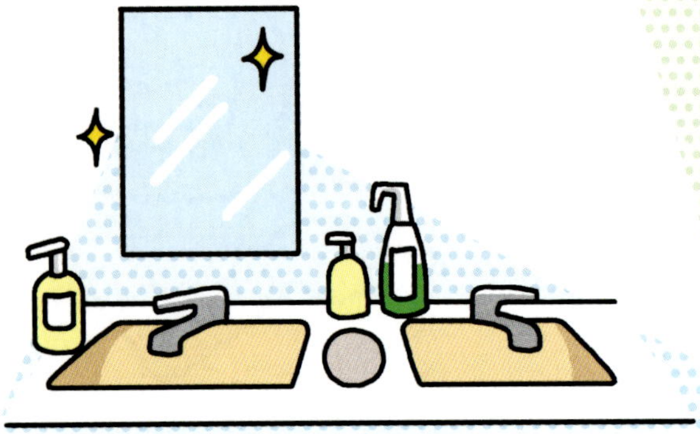

歯《は》みがきコーナー

矯正歯科《きょうせいしか》には、診療前《しんりょうまえ》に歯《は》をみがく場所《ばしょ》もあるんだ。正《ただ》しい歯《は》みがきの方法《ほうほう》は、歯科衛生士《しかえいせいし》さんがちゃんと教《おし》えてくれるから大丈夫《だいじょうぶ》！

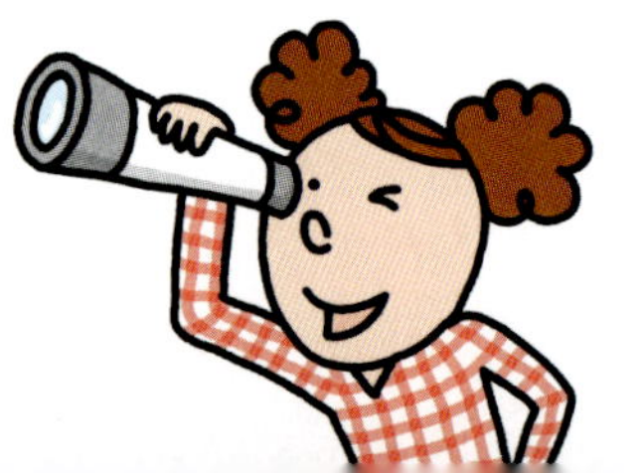

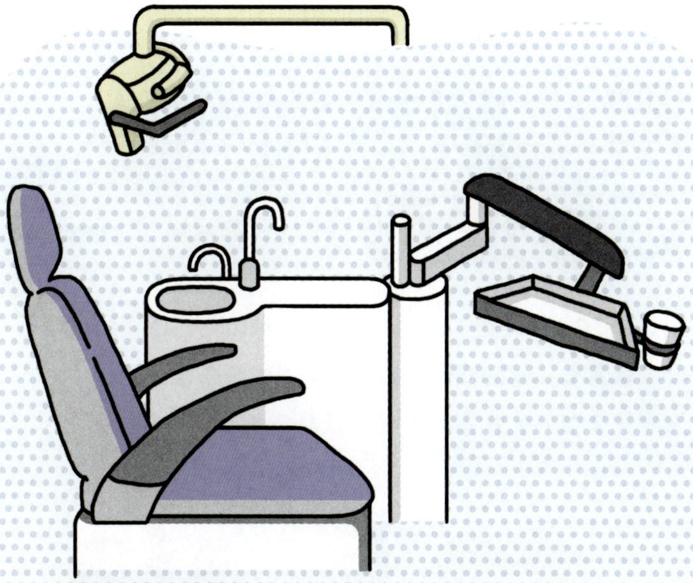

診療室《しんりょうしつ》

診療所《しんりょうじょ》によっていろいろだけど、何台《なんだい》かの診《しん》療台《りょうだい》が置《お》かれているよ。よく見《み》ると、石《せっ》こうでつくった歯型《はがた》もズラリ！ 診療《しんりょう》に使《つか》う器具《きぐ》は消《しょう》毒《どく》や滅菌《めっきん》が徹底《てってい》され、清潔《せいけつ》に保《たも》たれているよ。

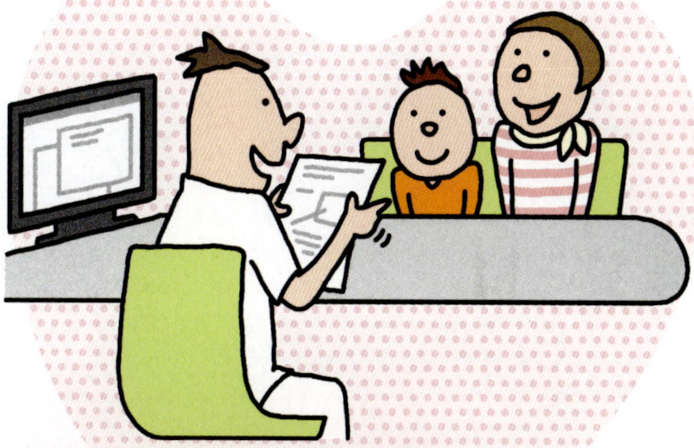

カウンセリングルーム

先生《せんせい》に歯並《はなら》びのことを相談《そうだん》したり、治療《ちりょう》の説明《せつめい》を受《う》けたりする部屋《へや》。まわりを気《き》にすることなく話《はな》せるようになっているよ。

最近《さいきん》では、矯正歯科治療《きょうせいしかちりょう》もしているふつうの歯科《しか》が増《ふ》えているけど、矯正歯科《きょうせいしか》には矯正歯科《きょうせいしか》治療《ちりょう》のスペシャリストである先《せん》生《せい》と歯科衛生士《しかえいせいし》さんがいるし、矯正歯科治療《きょうせいしかちりょう》に必要《ひつよう》な「セファログラム撮影装置《さつえいそうち》」という頭《あたま》と顔《かお》のX線写真《エックスせんしゃしん》を撮影《さつえい》する設備《せつび》も整《ととの》っているから、骨格《こっかく》や成長《せいちょう》に合《あ》わせた治療《ちりょう》をスムーズに進《すす》めることができるんだ。経験豊富《けいけんほうふ》な矯正歯科《きょうせいしか》だからこそ、一人《ひとり》ひとりに合《あ》った歯並《はなら》びの治療《ちりょう》が受《う》けられるんだね。

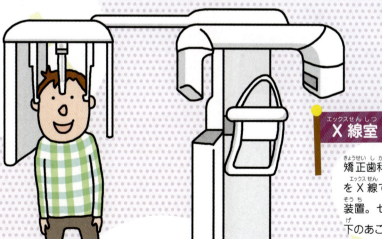

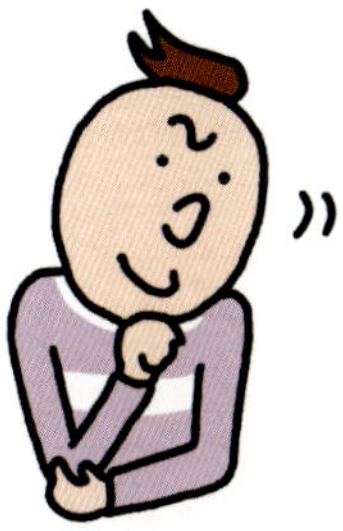

X線室《エックスせんしつ》

矯正歯科《きょうせいしか》のX線室《エックスせんしつ》にかならずあるのが、頭部《とうぶ》をX線《エックスせん》で撮影《さつえい》するためのセファログラム撮影《さつえい》装置《そうち》。セファログラムを撮影《さつえい》することで、上《じょう》下《げ》のあごの大《おお》きさ・カタチ、前歯《まえば》の傾《かたむ》き、顔《かお》のバランスなどがチェックできるんだ。また、パノラマX線写真《エックスせんしゃしん》を撮影《さつえい》して、骨《ほね》の中《なか》の歯《は》の数《かず》や歯《は》の生《は》えかわりの状態《じょうたい》もしらべるよ。

矯正歯科治療《きょうせいしかちりょう》は、こう進《すす》む！

歯並《はなら》びの状態《じょうたい》や年齢《ねんれい》などによって治療《ちりょう》の内容《ないよう》は変《か》わるけど、どの場合《ばあい》も、精密検査《せいみつけんさ》をして先生《せんせい》が診断《しんだん》をしてから治療《ちりょう》をスタートするよ！ その流《なが》れを見《み》てみよう。

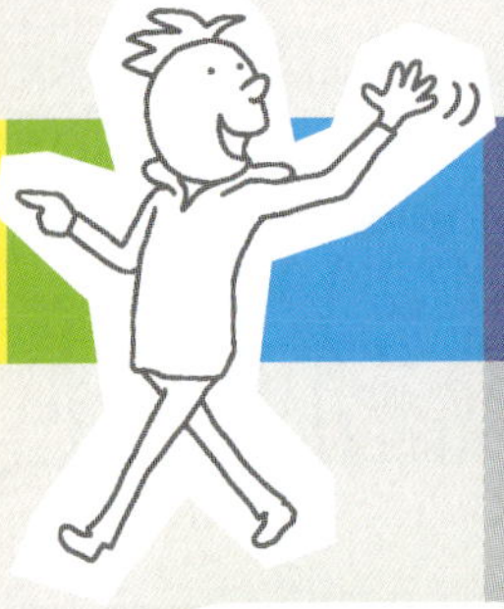

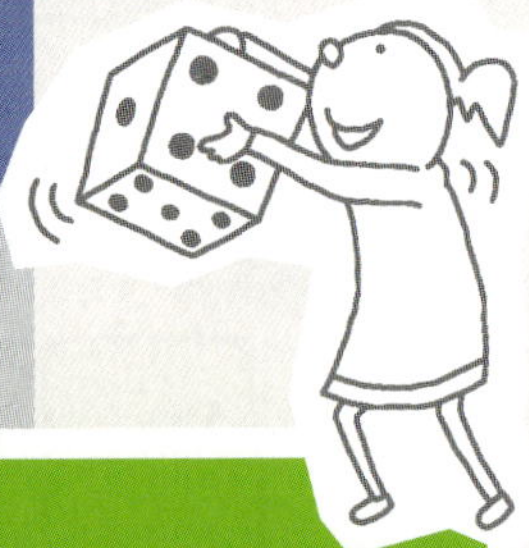

Start!!《スタート》

初診相談《しょしんそうだん》

予約《よやく》した日時《にちじ》に矯正歯科《きょうせいしか》へ行《い》き、まずは先生《せんせい》に歯並《はなら》びや咬《か》み合《あ》わせの状態《じょうたい》をみてもらう。そのあと、矯正歯科治療《きょうせいしかちりょう》がどういうものか、治療《ちりょう》にはどんな装置《そうち》が使《つか》われるのかなどの説明《せつめい》を先生《せんせい》から受《う》けることになるよ。最後《さいご》に精密検査《せいみつけんさ》を予約《よやく》して、この日《ひ》はおしまい！

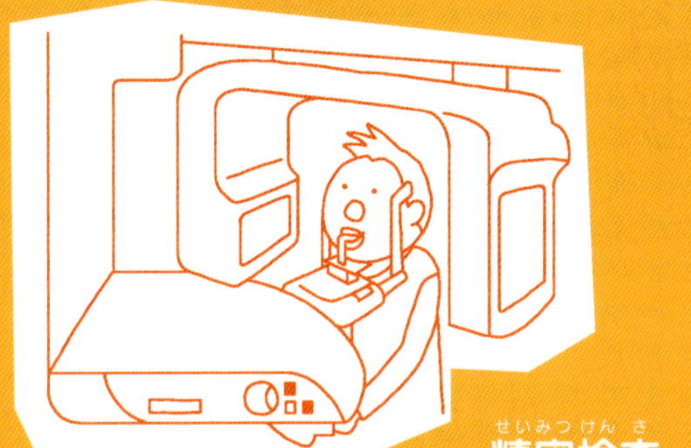

精密検査《せいみつけんさ》

まずは、上下《じょうげ》のあごの大《おお》きさやカタチ・ズレ・前歯《まえば》の傾《かたむ》き・顔《かお》のバランスなどをコンピュータでしらべるためにセファログラムを撮影《さつえい》したり、歯《は》の生《は》えかわりの状態《じょうたい》や永久歯《えいきゅうし》の数《かず》などをチェックするためにパノラマＸ線写真《エックスせんしゃしん》やデンタルＸ線写真《エックスせんしゃしん》を撮影《さつえい》したり。ほかにも、診断《しんだん》に必要《ひつよう》な歯型《はがた》をとるなど、1～2時間《じかん》かけて、いろんな検査《けんさ》をするよ。こうした検査《けんさ》は痛《いた》くないから安心《あんしん》してね。

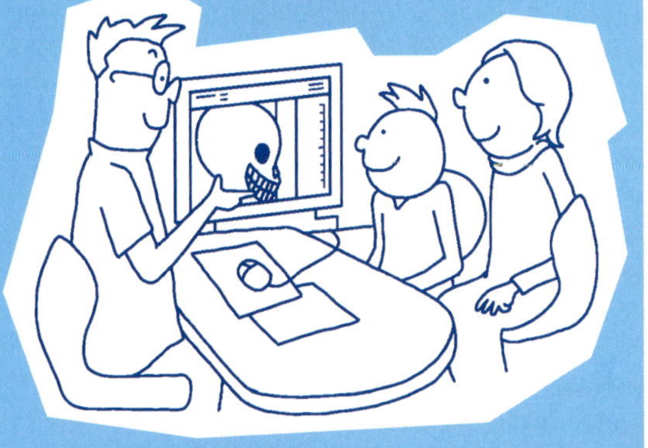

診断《しんだん》

精密検査《せいみつけんさ》の結果《けっか》をもとに、先生《せんせい》から治療方針《ちりょうほうしん》やどんな装置《そうち》を使《つか》って治療《ちりょう》するかといった説明《せつめい》を受《う》ける。矯正歯科治療《きょうせいしかちりょう》についての説明《せつめい》や注意点《ちゅういてん》に納得《なっとく》できたら、次回《じかい》からいよいよ治療《ちりょう》へ。

治療開始《ちりょうかいし》の準備《じゅんび》

もし、口《くち》の中《なか》にむし歯《ば》がある場合《ばあい》は、治療《ちりょう》の前《まえ》に治《なお》しておこう。かかりつけの歯科《しか》がない場合《ばあい》は、矯正歯科《きょうせいしか》から紹介《しょうかい》してもらえるよ。矯正歯科《きょうせいしか》の歯科衛生士《しかえいせいし》さんからは、自分《じぶん》に合《あ》った正《ただ》しい歯《は》みがきのしかたを教《おし》えてもらうなど、治療《ちりょう》にむけてスタンバイ。

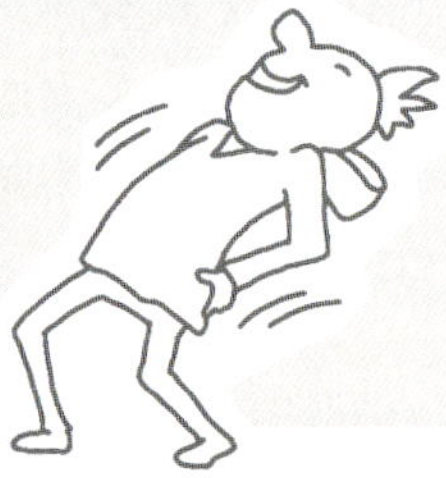

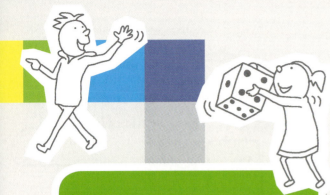

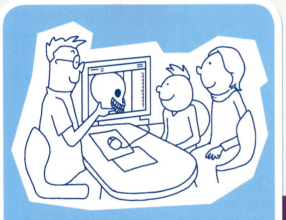

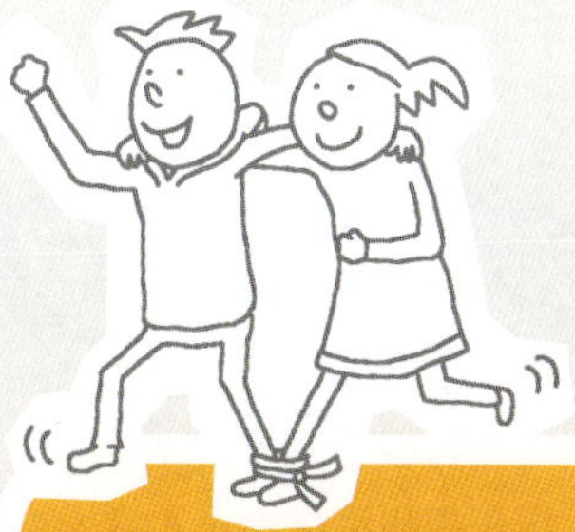

早期治療《そうきちりょう》（第Ⅰ期治療《だいいっきちりょう》）

いよいよ治療《ちりょう》スタート。このとき歯《は》につけるのは、固定式《こていしき》（接着《せっちゃく》するタイプ）の装置《そうち》もあれば、自分《じぶん》で取《と》りはずしができるものもあるよ。治療中《ちりょうちゅう》は3～4週間《しゅうかん》に一度通院《いちどつういん》して歯並《はなら》びの状態《じょうたい》をチェックして装置《そうち》の調整《ちょうせい》をすることに。この間《あいだ》も、むし歯《ば》ができないように歯科衛生士《しかえいせいし》さんが歯《は》みがき指導《しどう》をしてくれる。舌癖《ぜつへき》（48ページ）のある子《こ》には、治療《ちりょう》しながらそのクセを治《なお》すトレーニングも行《おこな》われるよ。治療期間《ちりょうきかん》は1～2年《ねん》。

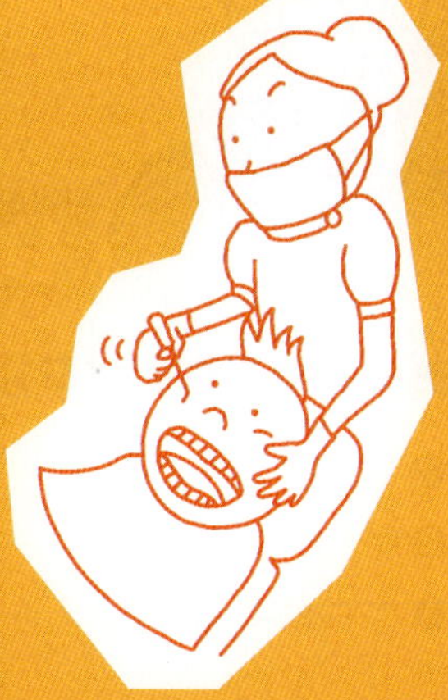

経過観察《けいかかんさつ》

早期治療《そうきちりょう》が終《お》わったら、年《ねん》に数回《すうかい》の通院《つういん》で、治《なお》した歯《は》が安定《あんてい》しているか、永久歯《えいきゅうし》の生《は》えかわりが順調《じゅんちょう》かなどをチェックしてもらおう。

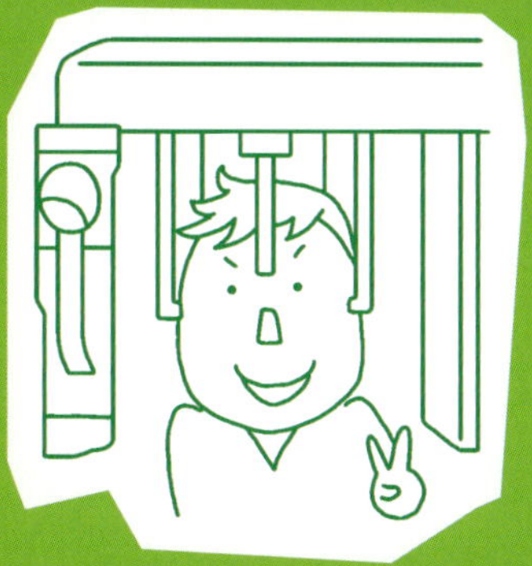

精密検査《せいみつけんさ》・再診断《さいしんだん》

永久歯《えいきゅうし》がすべて生《は》えそろったらもう一度《いちど》、セファログラムやパノラマX線写真《エックスせんしゃしん》、デンタルX線《エックスせん》写真《しゃしん》など診断《しんだん》に必要《ひつよう》な写真《しゃしん》を撮《と》ったり歯型《はがた》をとったりして、現在《げんざい》の状態《じょうたい》をくわしくチェック。咬《か》み合《あ》わせと歯並《はなら》びが整《ととの》ったら、この時点《じてん》で治療《ちりょう》を終了《しゅうりょう》することもあるよ。

本格治療《ほんかくちりょう》（第Ⅱ期治療《だいにきちりょう》）

永久歯《えいきゅうし》がすべて生《は》えそろったら、すべての歯《は》にマルチブラケットという矯正装置《きょうせいそうち》をつけて本格治療《ほんかくちりょう》を開始《かいし》！ 治療中《ちりょうちゅう》は1カ月《げつ》に一度《いちど》くらいの通院《つういん》を1～3年続《ねんつづ》けることに。

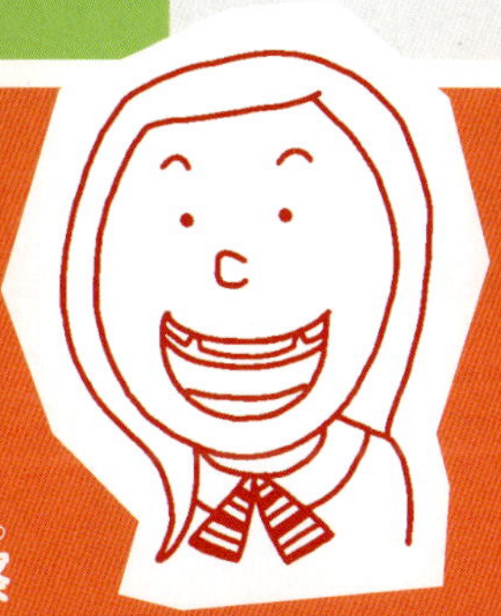

保定観察《ほていかんさつ》

咬《か》み合《あ》わせが整《ととの》ったら、ブラケットをはずしてリテーナーという装置《そうち》をつけることに。これは動《うご》かした歯《は》を理想的《りそうてき》な位置《いち》で安定《あんてい》させるためのもの。この時期《じき》の通院《つういん》は3カ月《げつ》～半年《はんとし》に一度《いちど》くらい。

Goal!!《ゴール》

終了《しゅうりょう》

歯並《はなら》びが安定《あんてい》したら治療《ちりょう》はおしまい。ただし、歯《は》は放《ほう》っておくともとの位置《いち》に戻《もど》ろうとするから、治療後《ちりょうご》も年《ねん》に一度《いちど》は矯正歯科《きょうせいしか》に通院《つういん》して、歯並《はなら》びをチェックしてもらおう。

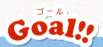

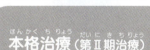

クイズマスターへの道《みち》

★★★

初級編《しょきゅうへん》

Part 1《パートワン》を読《よ》んで、矯正歯科治療《きょうせいしかちりょう》がどんなものか、ちゃんと理解《りかい》できたかな？

クイズで、おさらいしてみよう！

3つの中《なか》から、正《ただ》しい番号《ばんごう》をひとつ選《えら》んでね。

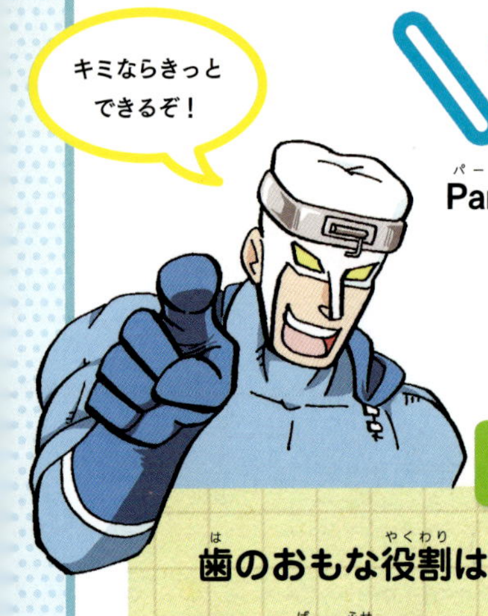
キミならきっとできるぞ！

Q1

歯《は》のおもな役割《やくわり》はなに？

❶むし歯《ば》を防《ふせ》ぐこと
❷食《た》べものをかむこと
❸バイ菌《きん》の活動《かつどう》をおさえること

Q2

乳歯《にゅうし》は全部《ぜんぶ》で何本《なんほん》ある？

❶16本《ぽん》　❷20本《ぽん》
❸28本《ぽん》

Q3

だ液《えき》はなにをしてくれる？

❶水《みず》を飲《の》みやすくする
❷あごの動《うご》きをスムーズにする
❸歯《は》についた食《た》べカスをとってくれる

Q4

デコボコに生《は》えている状態《じょうたい》の歯並《はなら》びをなんていう？

❶出《で》っ歯《ぱ》　❷受《う》け口《ぐち》　❸乱《らん》ぐい歯《ば》

Q5

歯並《はなら》びが悪《わる》くなりやすい原因《げんいん》で、あてはまるのはどれ？

❶乳歯《にゅうし》のむし歯《ば》をそのままにしておくこと
❷夜《よる》おそくまで起《お》きていること
❸鼻《はな》で呼吸《こきゅう》をすること

Q6

矯正歯科《きょうせいしか》のX線室《エックスせんしつ》にかならずあるものの名前《なまえ》は？

❶セファログラム撮影装置《さつえいそうち》
❷Dr.《ドクター》ブレースマン
❸スケーラー

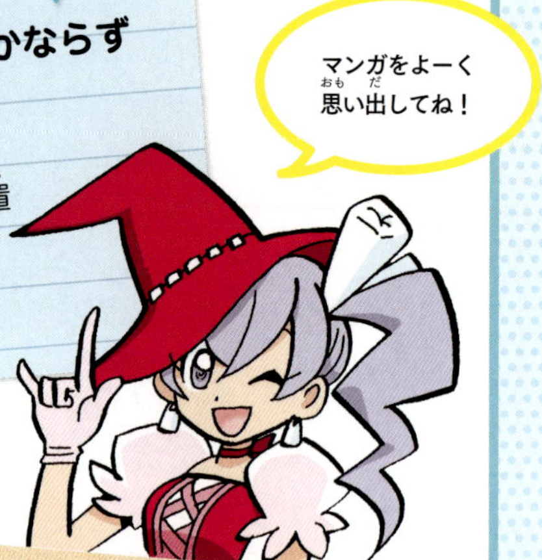
マンガをよーく思《おも》い出《だ》してね！

Q7

矯正歯科《きょうせいしか》が専門的《せんもんてき》にするのは、どんなこと？

❶むし歯《ば》の治療《ちりょう》　❷だ液《えき》の治療《ちりょう》
❸咬《か》み合《あ》わせの治療《ちりょう》

Q8

矯正歯科《きょうせいしか》で成長期《せいちょうき》に受《う》けるのが「早期治療《そうきちりょう》」、じゃあ永久歯《えいきゅうし》が生《は》えそろったら受《う》ける治療《ちりょう》は？

❶永久歯治療《えいきゅうしちりょう》　❷本格治療《ほんかくちりょう》　❸経過治療《けいかちりょう》

答《こた》え　Q1❷　Q2❷　Q3❸　Q4❸　Q5❶　Q6❶　Q7❸　Q8❷

Part《パート》 2《ツー》

はじめたからには、続《つづ》けるべし！

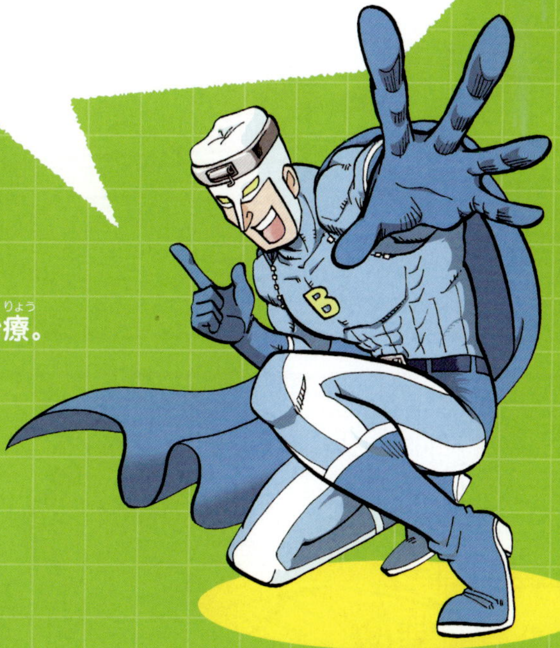

時間《じかん》をかけて歯《は》を動《うご》かしていく矯正《きょうせい》歯《し》科《か》治療《ちりょう》。
毎日《まいにち》きちんと装置《そうち》をつけたり、
食《た》べたあとに歯《は》みがきをしたり……。
毎日《まいにち》コツコツ続《つづ》けることが
よりよいゴールにつなげるポイントだよ。
ここでは、ひと足先《あしさき》に治療《ちりょう》を受《う》けた
こどもたちの話《はなし》などから実際《じっさい》の治療《ちりょう》を見《み》てみよう。

ユウタの大冒険《だいぼうけん》

「魔《ま》法《ほう》は1日《にち》にしてならず」の巻《まき》

まんが 大岩《おおいわ》ピュン

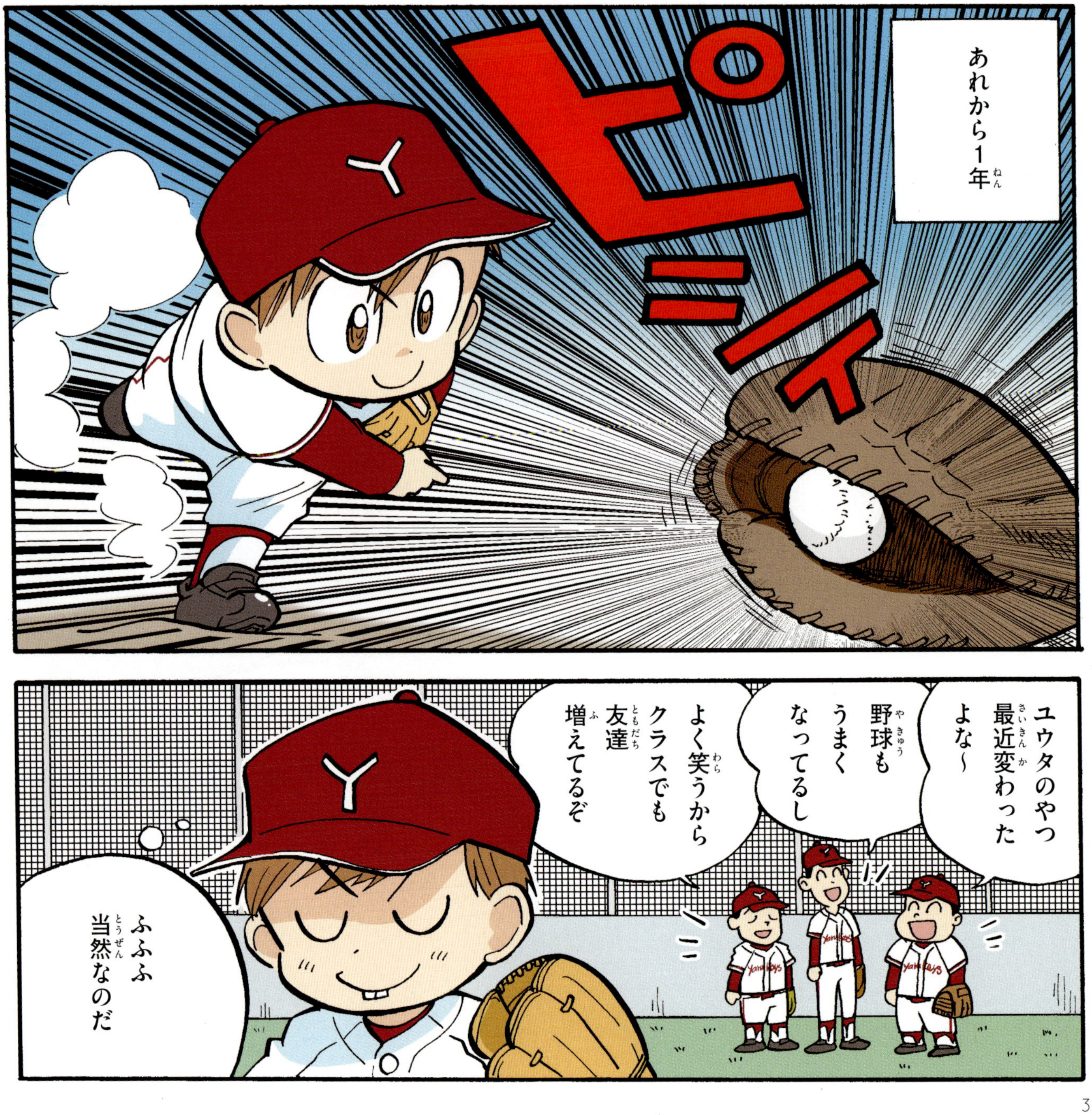

あれから1年《ねん》
ピシィ
ユウタのやつ最近《さいきん》変《か》わったよな〜
野球《やきゅう》もうまくなってるし
よく笑《わら》うからクラスでも友達《ともだち》増《ふ》えてるぞ
ふふふ当然《とうぜん》なのだ

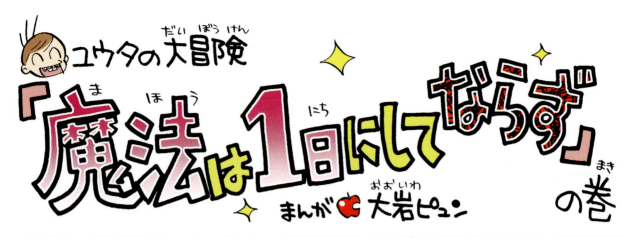

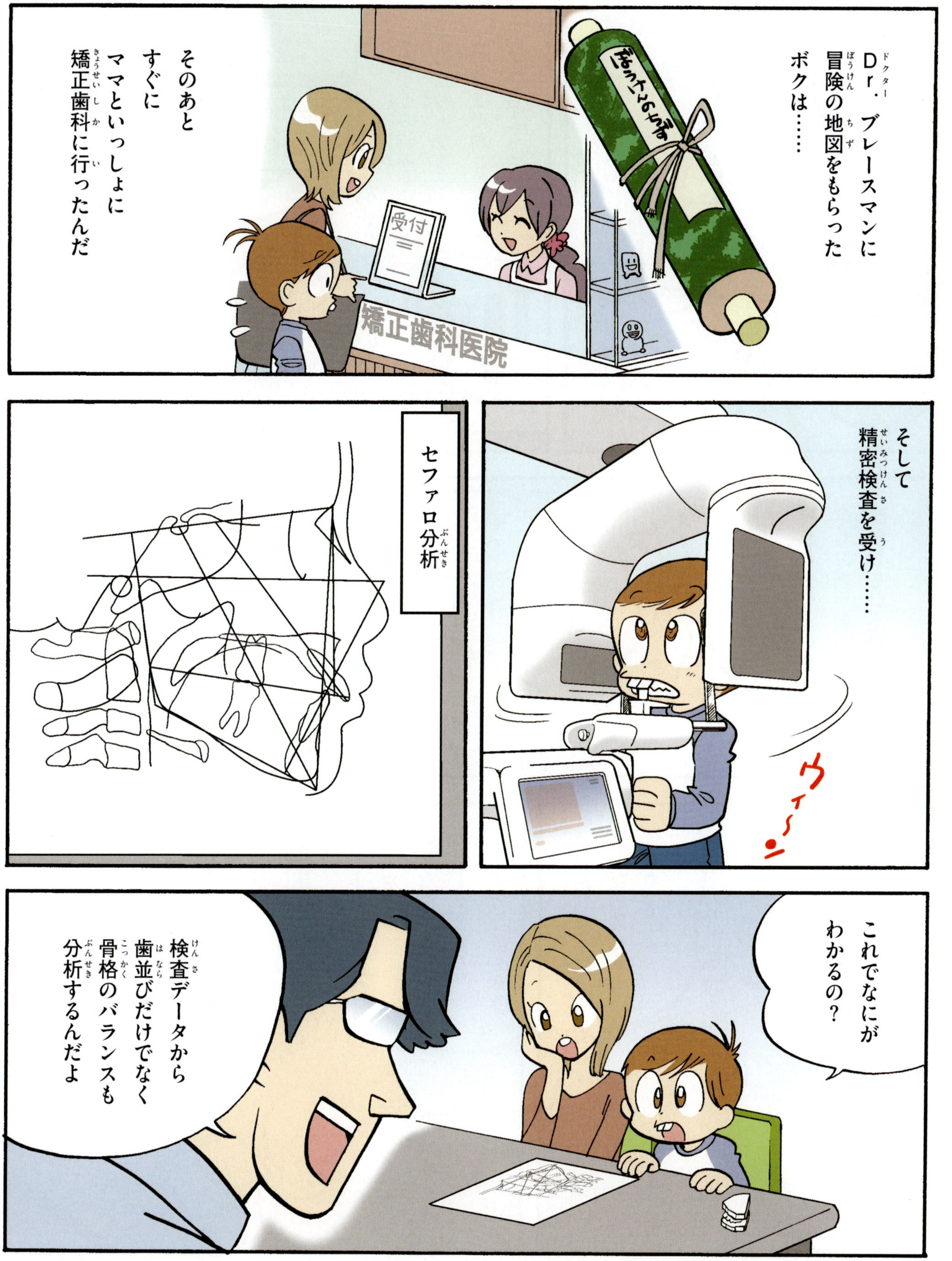
Dr.《ドクター》ブレースマンに冒険《ぼうけん》の地図《ちず》をもらったボクは……
ぼうけんのちず
受付
矯正歯科医院
そのあとすぐにママといっしょに矯正歯科《きょうせいしか》に行《い》ったんだ
そして精密検査《せいみつけんさ》を受《う》け……
ウィ〜ン
セファロ分析《ぶんせき》
これでなにがわかるの?
検査《けんさ》データから歯並《はなら》びだけでなく骨格《こっかく》のバランスも分析《ぶんせき》するんだよ

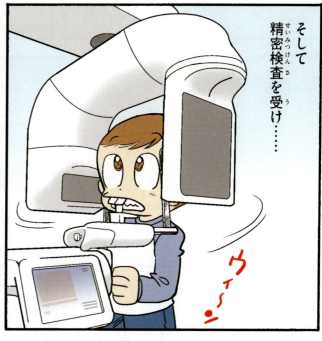

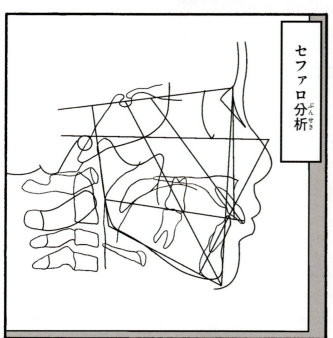

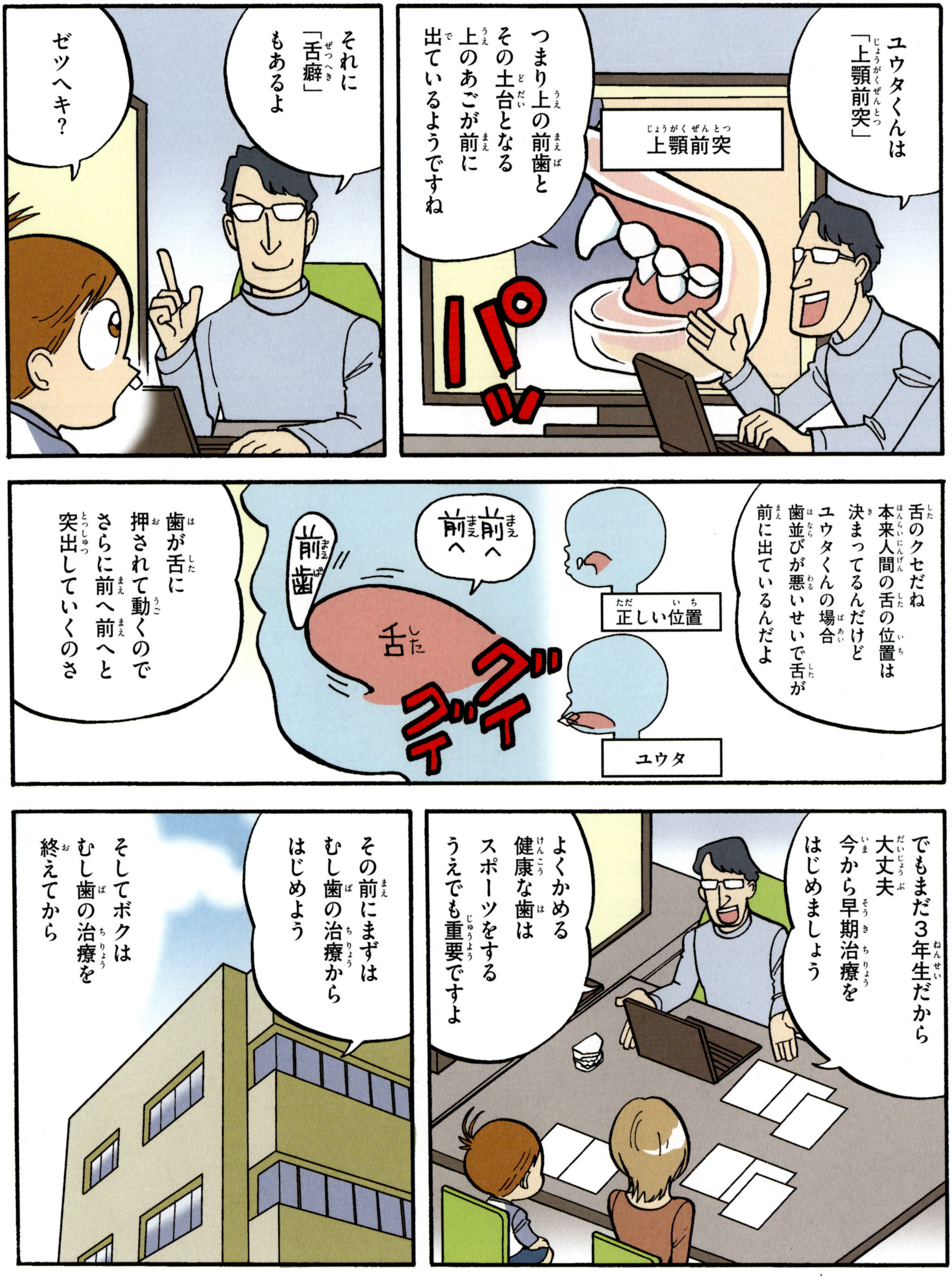
ユウタくんは「上顎前突《じょうがくぜんとつ》」
上顎前突《じょうがくぜんとつ》
パッ
つまり上《うえ》の前歯《まえば》とその土台《どだい》となる上《うえ》のあごが前《まえ》に出《で》ているようですね
それに「舌癖《ぜっへき》」もあるよ
ゼツヘキ？
舌《した》のクセだね本来人間《ほんらいにんげん》の舌《した》の位置《いち》は決《き》まってるんだけどユウタくんの場合《ばあい》歯並《はなら》びが悪《わる》いせいで舌《した》が前《まえ》に出ているんだよ
正《ただ》しい位置《いち》
ユウタ
前《まえ》へ前《まえ》へ
グイグイ
前歯《まえば》
舌《した》
歯《は》が舌《した》に押《お》されて動《うご》くのでさらに前《まえ》へ前《まえ》へと突出《とっしゅつ》していくのさ
でもまだ3年生《ねんせい》だから大丈夫《だいじょうぶ》今《いま》から早期治療《そうきちりょう》をはじめましょう
よくかめる健康《けんこう》な歯《は》はスポーツをするうえでも重要《じゅうよう》ですよ
その前《まえ》にまずはむし歯《ば》の治療《ちりょう》からはじめよう
そしてボクはむし歯《ば》の治療《ちりょう》を終《お》えてから

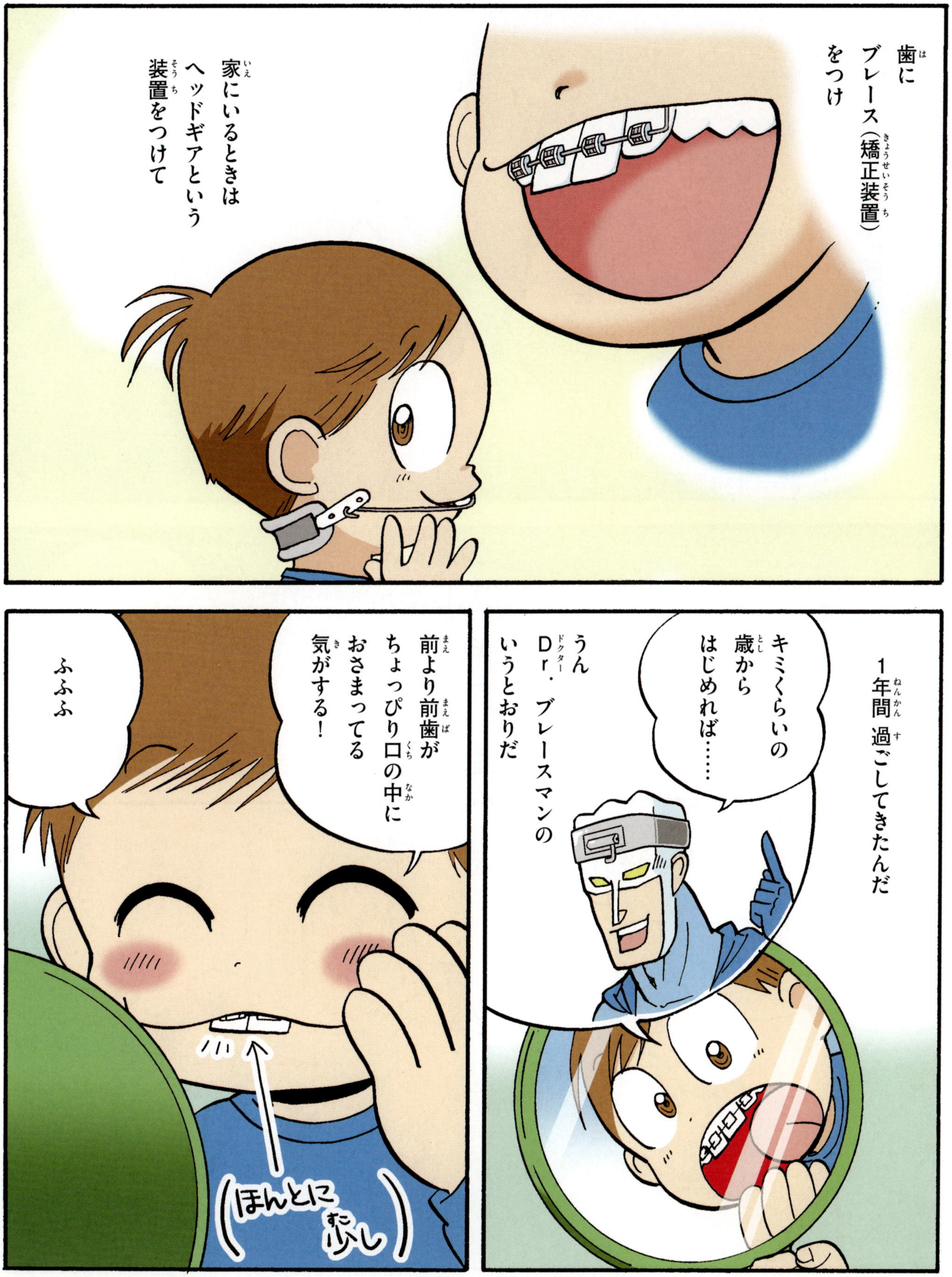

歯《は》にブレース（矯正装置《きょうせいそうち》）をつけ
家《いえ》にいるときはヘッドギアという装置《そうち》をつけて
1年間《ねんかん》過《す》ごしてきたんだ
キミくらいの歳《とし》からはじめれば……
うんDr《ドクター》・ブレースマンのいうとおりだ
前《まえ》より前歯《まえば》がちょっぴり口《くち》の中《なか》におさまってる気《き》がする！
ふふふ
ほんとに少《すこ》し

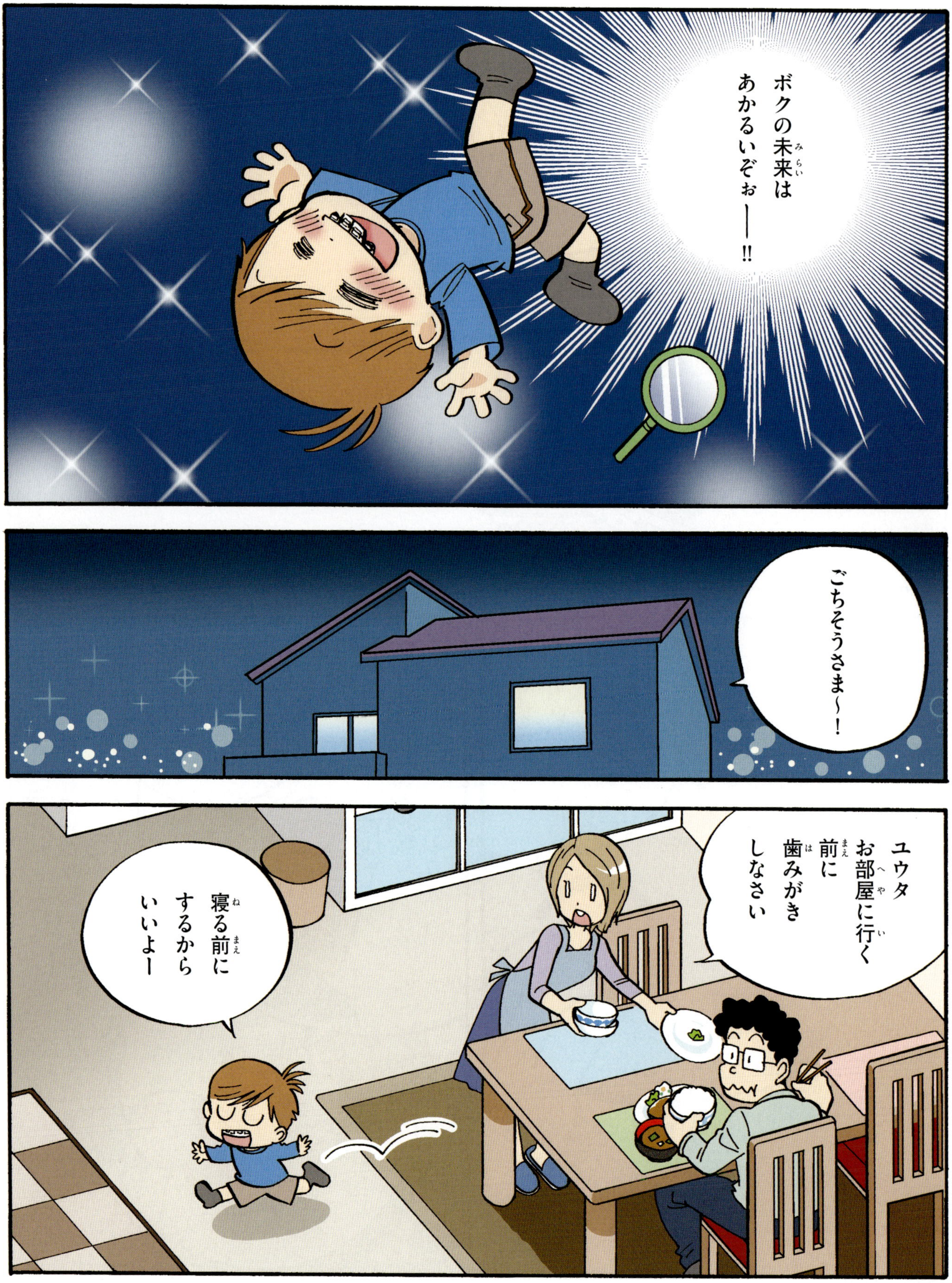
ボクの未来《みらい》はあかるいぞぉ――!!
ごちそうさま〜！
ユウタお部屋《へや》に行《い》く前《まえ》に歯《は》みがきしなさい
寝《ね》る前《まえ》にするからいいよー

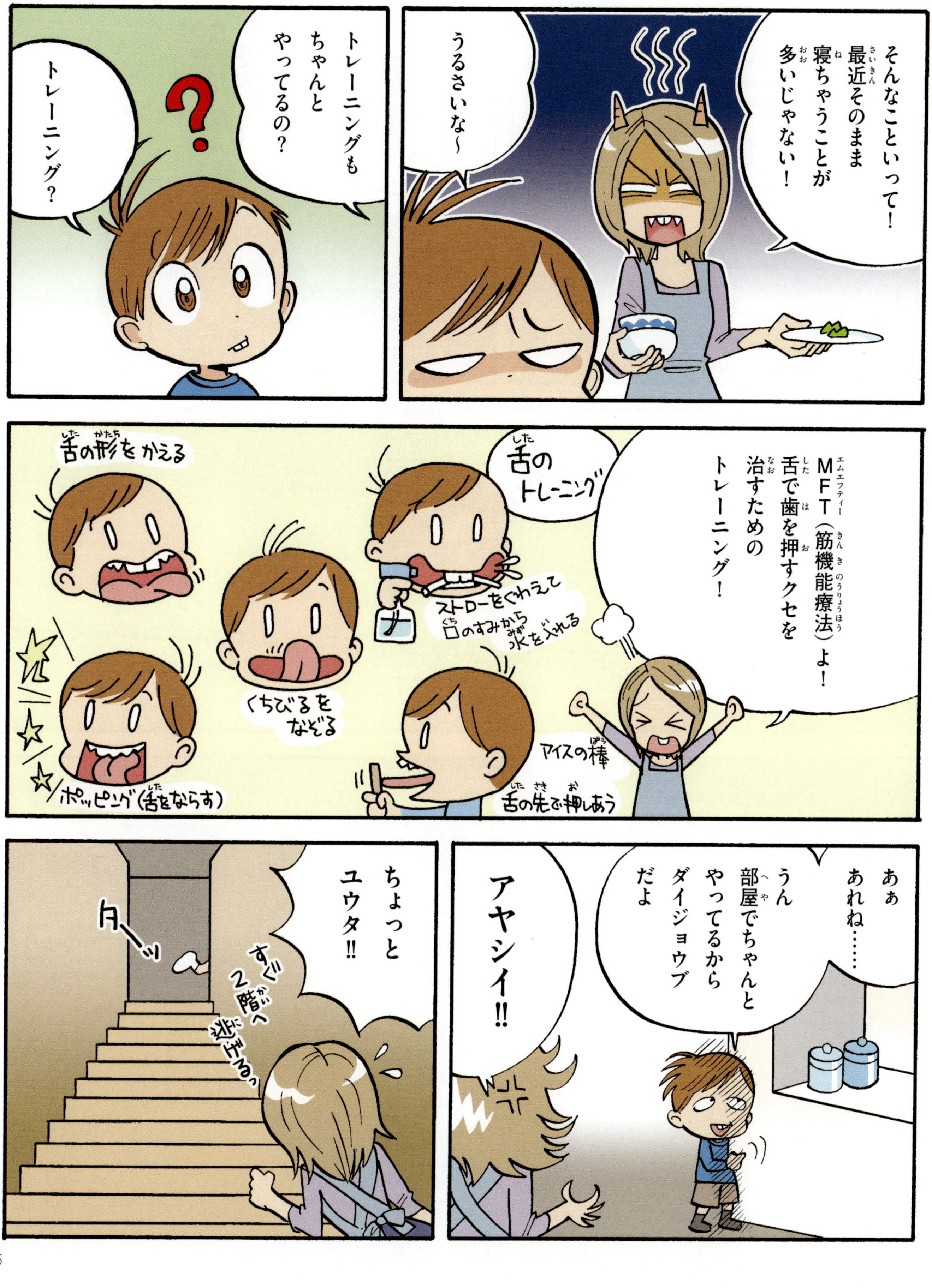
そんなこといって！最近《さいきん》そのまま寝《ね》ちゃうことが多《おお》いじゃない！
うるさいな～
トレーニングもちゃんとやってるの？
トレーニング？
MFT《エムエフティー》（筋《きん》機《き》能療法《のうりょうほう》）よ！舌《した》で歯《は》を押《お》すクセを治《なお》すためのトレーニング！
舌《した》のトレーニング
舌《した》の形《かたち》をかえる
ストローをくわえて口《くち》のすみから水《みず》を入《い》れる
くちびるをなぞる
ポッピング（舌《した》をならす）
アイスの棒《ぼう》
舌《した》の先《さき》で押《お》しあう
あぁあれね……
うん部屋《へや》でちゃんとやってるからダイジョウブだよ
アヤシイ!!
ちょっとユウタ!!
タ～ッ
すぐ2階《かい》へ逃《に》げるっ

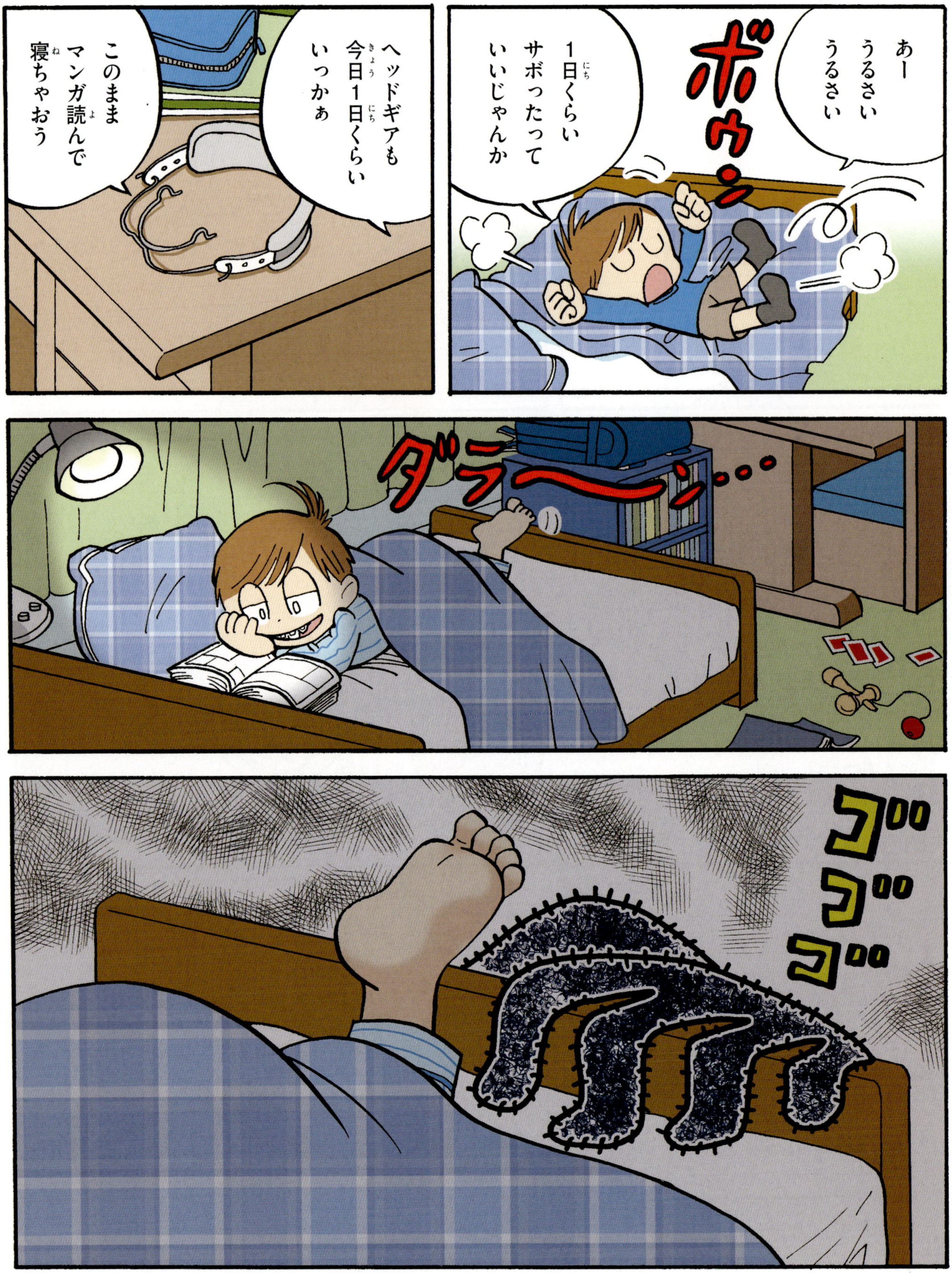
あー
うるさい
うるさい
ボウン
1日《にち》くらい
サボったって
いいじゃんか
ヘッドギアも
今日《きょう》1日《にち》くらい
いっかぁ
このまま
マンガ読《よ》んで
寝《ね》ちゃおう
ダラ〜〜ン・・・
ゴゴゴ

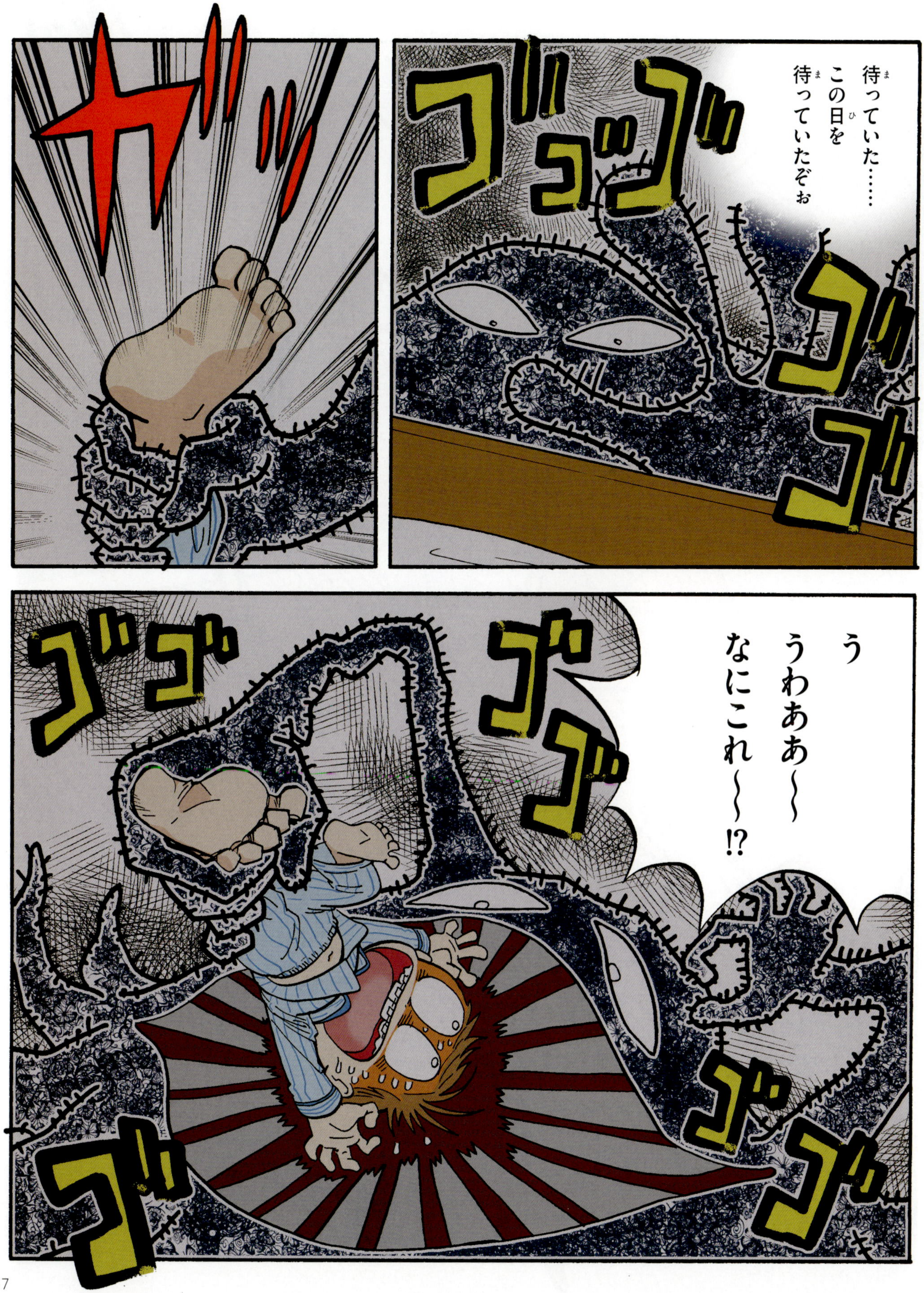
ゴゴゴ
待《ま》っていた……
この日《ひ》を
待《ま》っていたぞぉ
ガッ
ゴゴゴ
う
うわああ〜〜
なにこれ〜〜!?

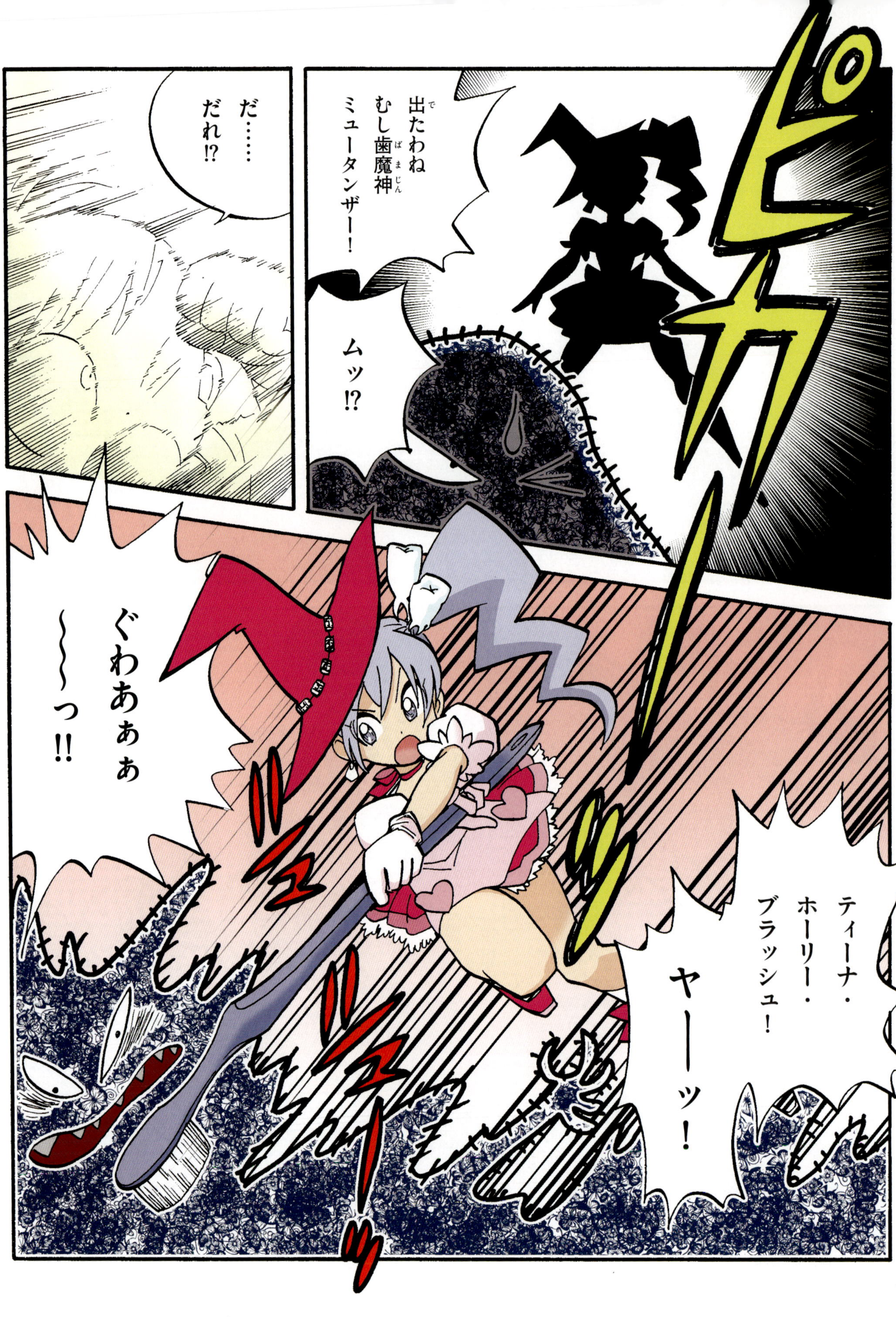
ピカー
出《で》たわね
むし歯《ば》魔神《まじん》
ミュータンザー!
ムッ!?
だ……
だれ!?
ティーナ・
ホーリー・
ブラッシュ!
ヤーーッ!
ぐわあぁぁ
〜〜っ!!

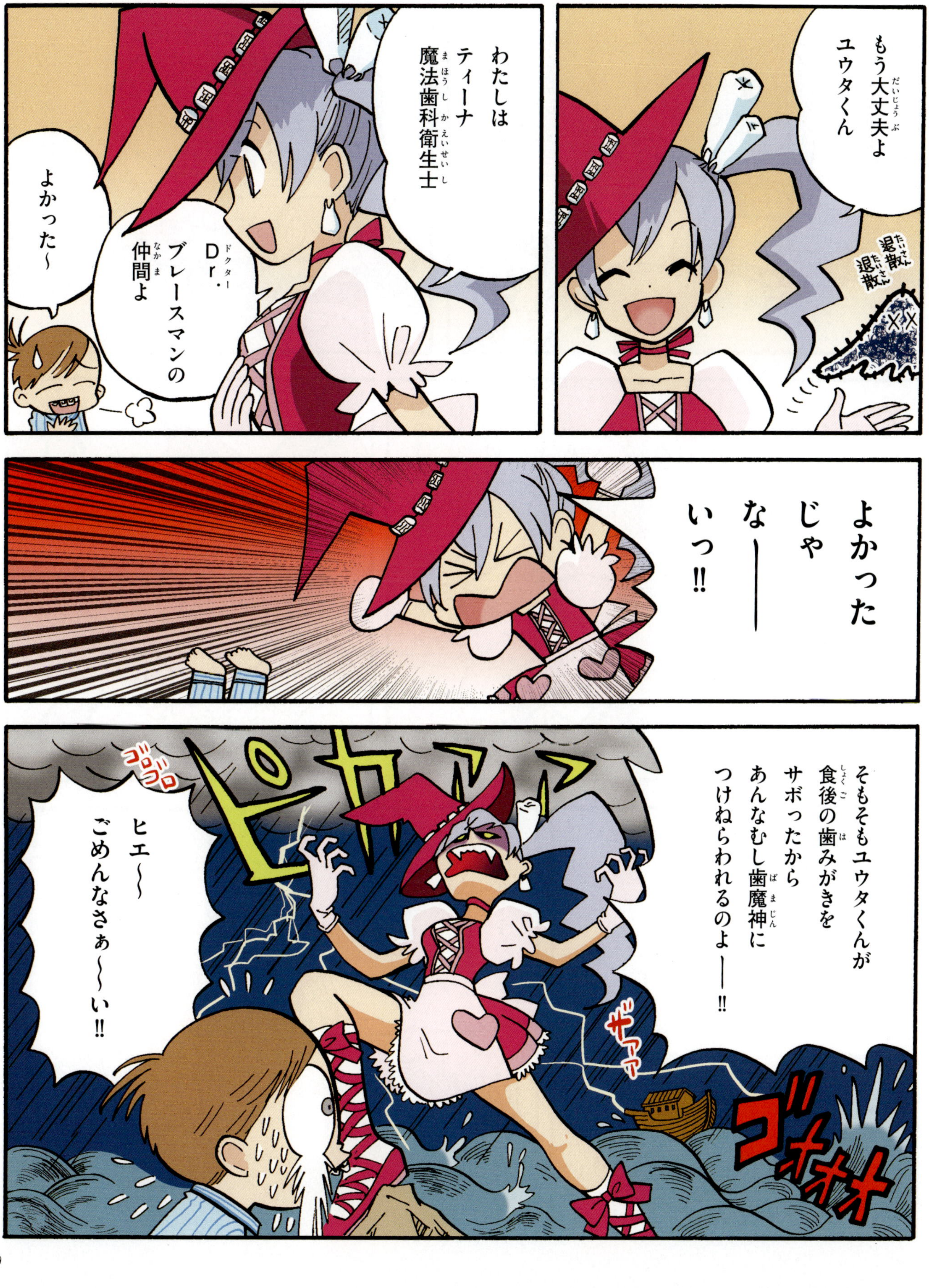
もう大丈夫《だいじょうぶ》よ
ユウタくん
退散《たいさん》
退散《たいさん》
わたしは
ティーナ
魔法歯科衛生士《まほうしかえいせいし》
Dr《ドクター》・
ブレースマンの
仲間《なかま》よ
よかった〜
よかった
じゃ
な────
いっ!!
ゴロゴロ
ピカァァ
そもそもユウタくんが
食後《しょくご》の歯《は》みがきを
サボったから
あんなむし歯魔神《ばまじん》に
つけねらわれるのよ────!!
ザァァ
ゴオオオ
ヒエ〜
ごめんなさぁ〜〜い!!

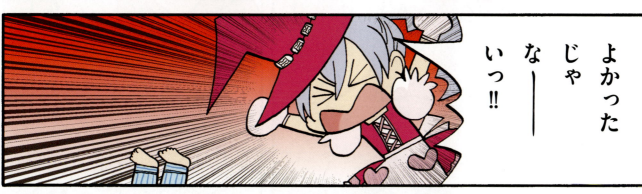

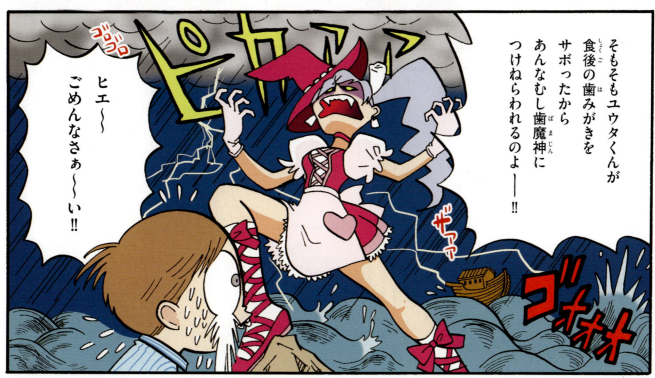

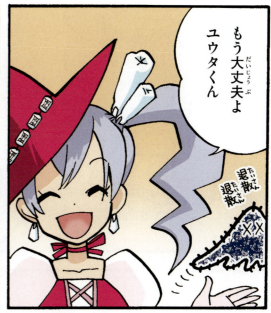

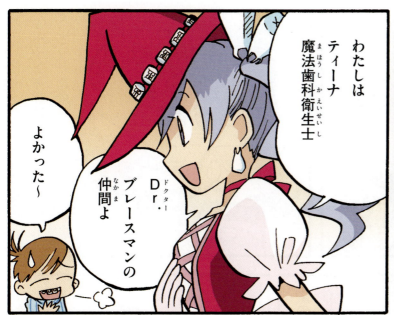

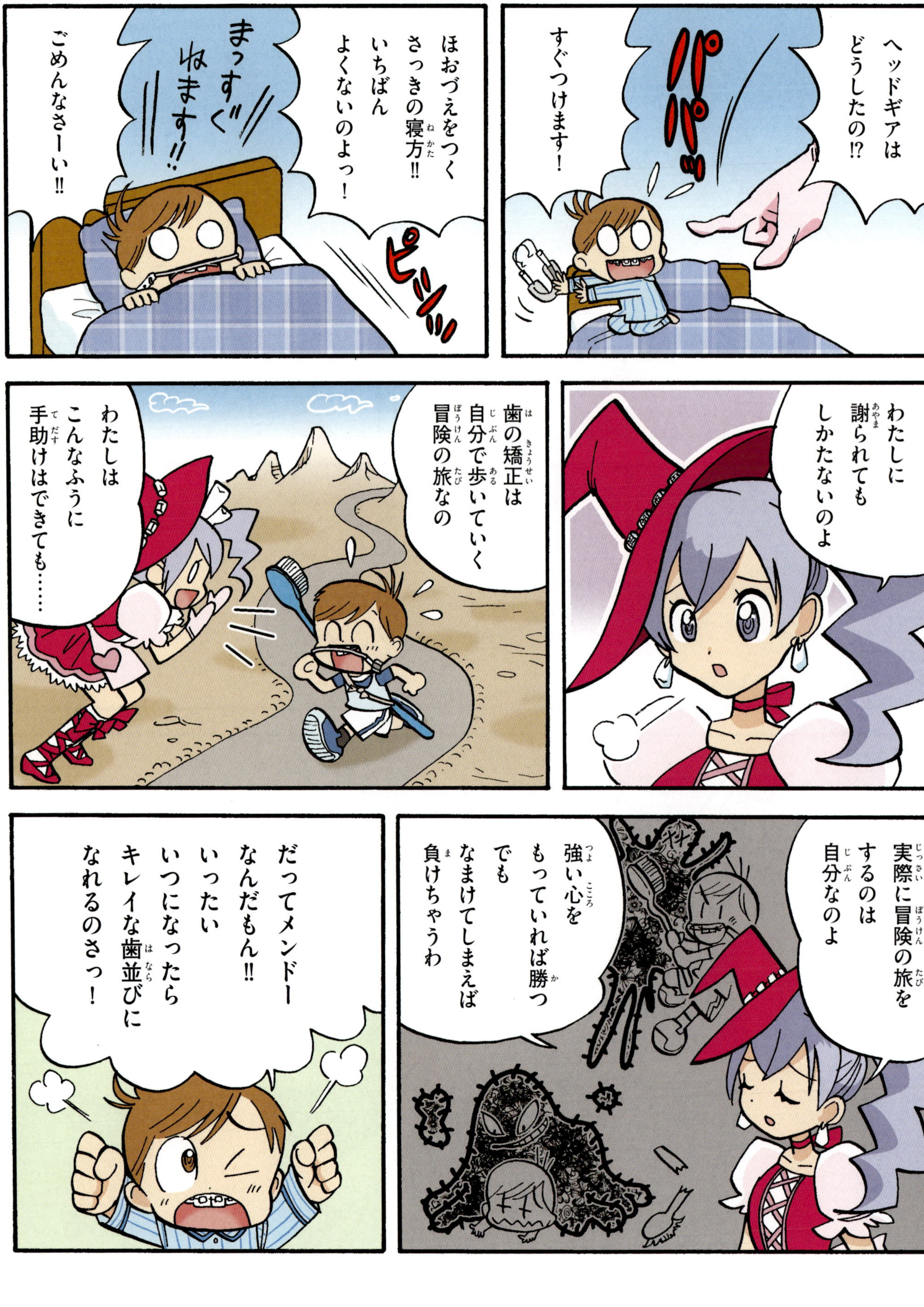
ヘッドギアはどうしたの!?
パパッ
すぐつけます!
ほおづえをつくさっきの寝方《ねかた》!!いちばんよくないのよっ!
ピシッ
まっすぐねます!!
ごめんなさーい!!
わたしに謝《あやま》られてもしかたないのよ
歯《は》の矯正《きょうせい》は自分《じぶん》で歩《ある》いていく冒険《ぼうけん》の旅《たび》なの
わたしはこんなふうに手助《てだす》けはできても……
実際《じっさい》に冒険《ぼうけん》の旅《たび》をするのは自分《じぶん》なのよ
強《つよ》い心《こころ》をもっていれば勝《か》つでもなまけてしまえば負《ま》けちゃうわ
だってメンドーなんだもん!!いったいいつになったらキレイな歯並《はなら》びになれるのさっ!

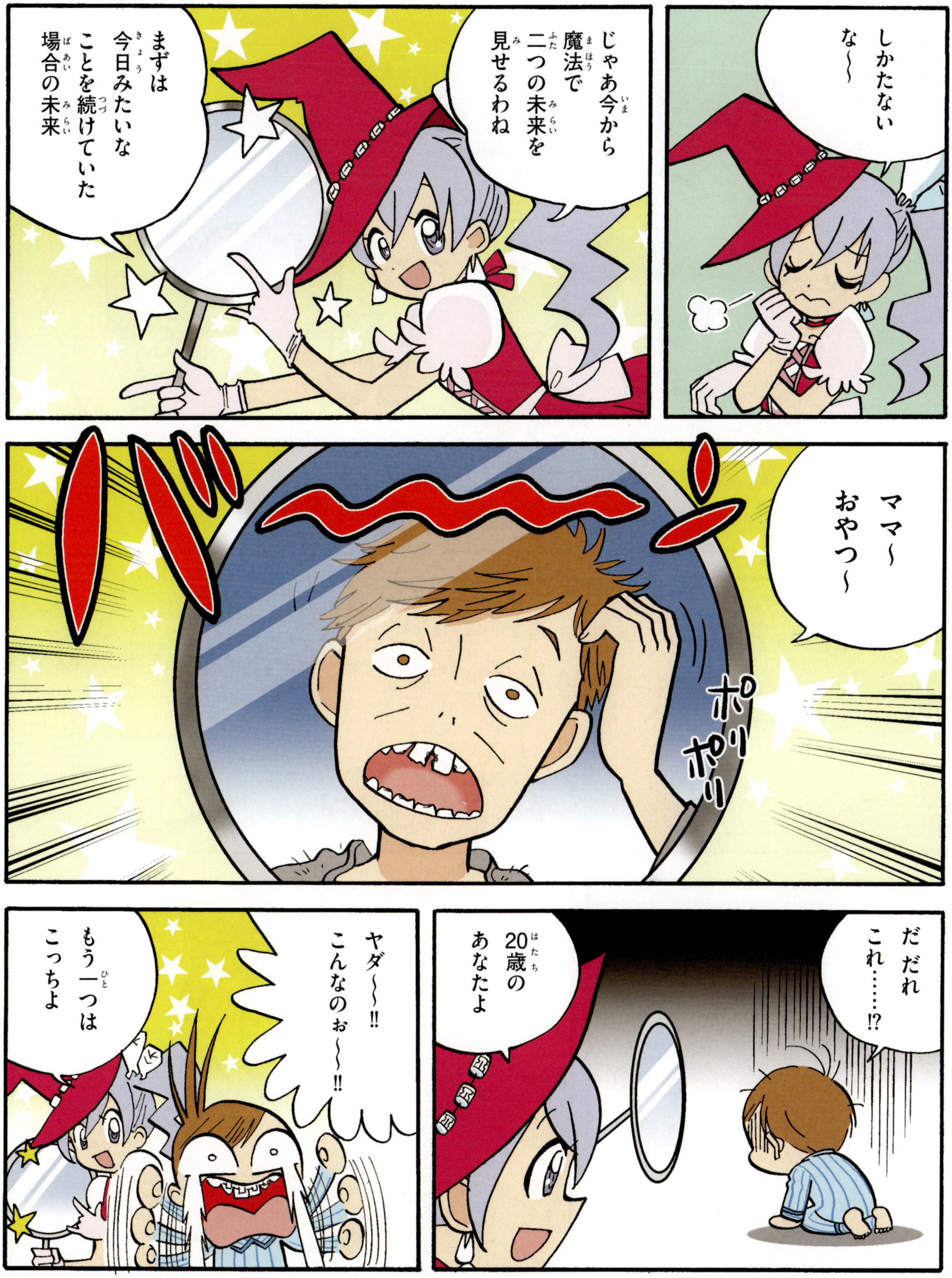
しかたないな～
じゃあ今《いま》から魔法《まほう》で二《ふた》つの未来《みらい》を見《み》せるわね
まずは今日《きょう》みたいなことを続《つづ》けていた場合《ばあい》の未来《みらい》
ママ～おやつ～
バ～ン
ポリポリ
だだれこれ……!?
20歳《はたち》のあなたよ
ヤダ～～!!こんなのぉ～～!!
もう一《ひと》つはこっちよ

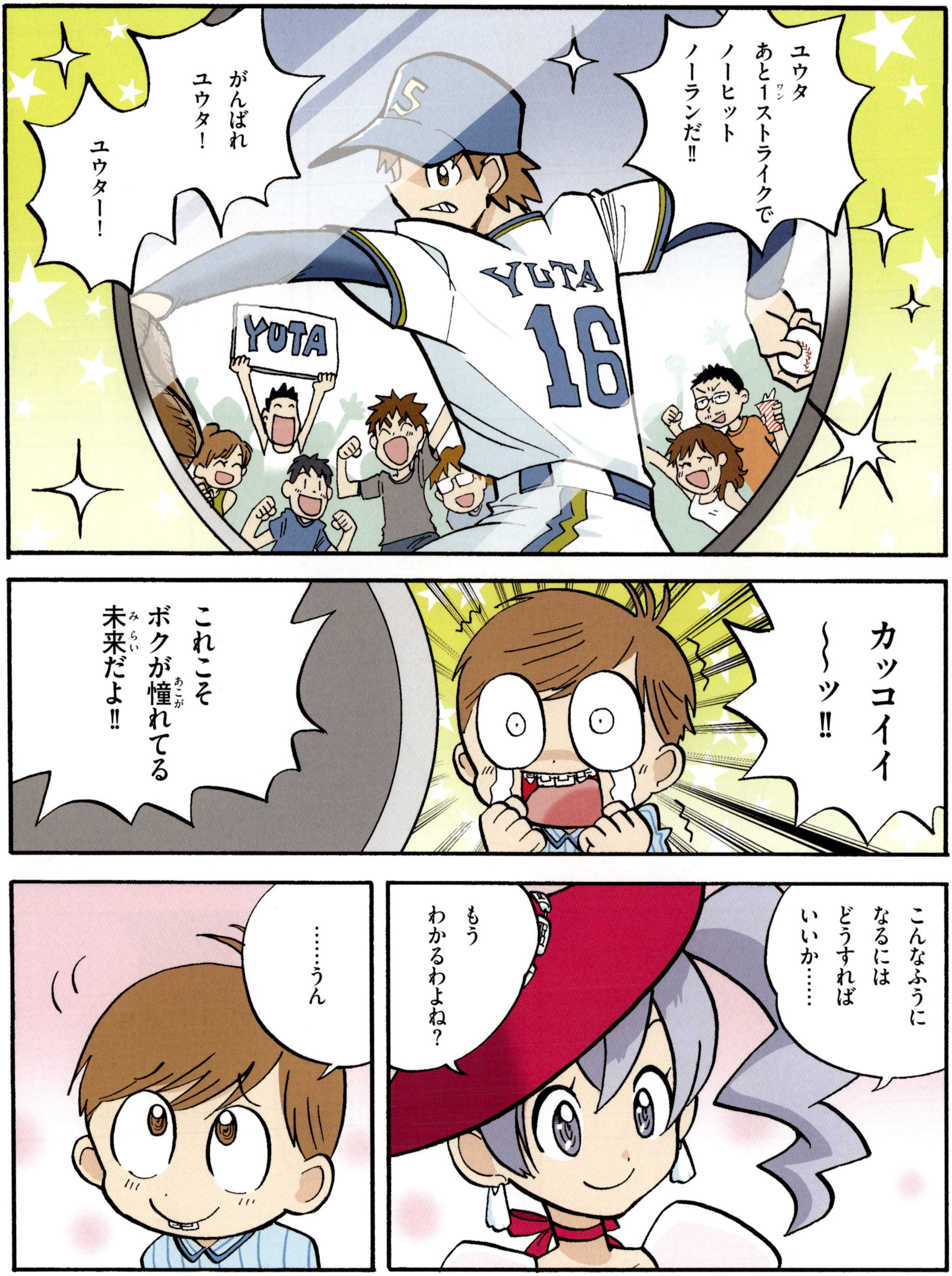
ユウタ あと1《ワン》ストライクで ノーヒット ノーランだ!!
がんばれ ユウタ!
ユウター!
YUTA
YUTA
16
カッコイイ〜ーッ!!
これこそ ボクが憧《あこが》れてる 未来《みらい》だよ!!
こんなふうに なるには どうすれば いいか……
もう わかるわよね?
……うん

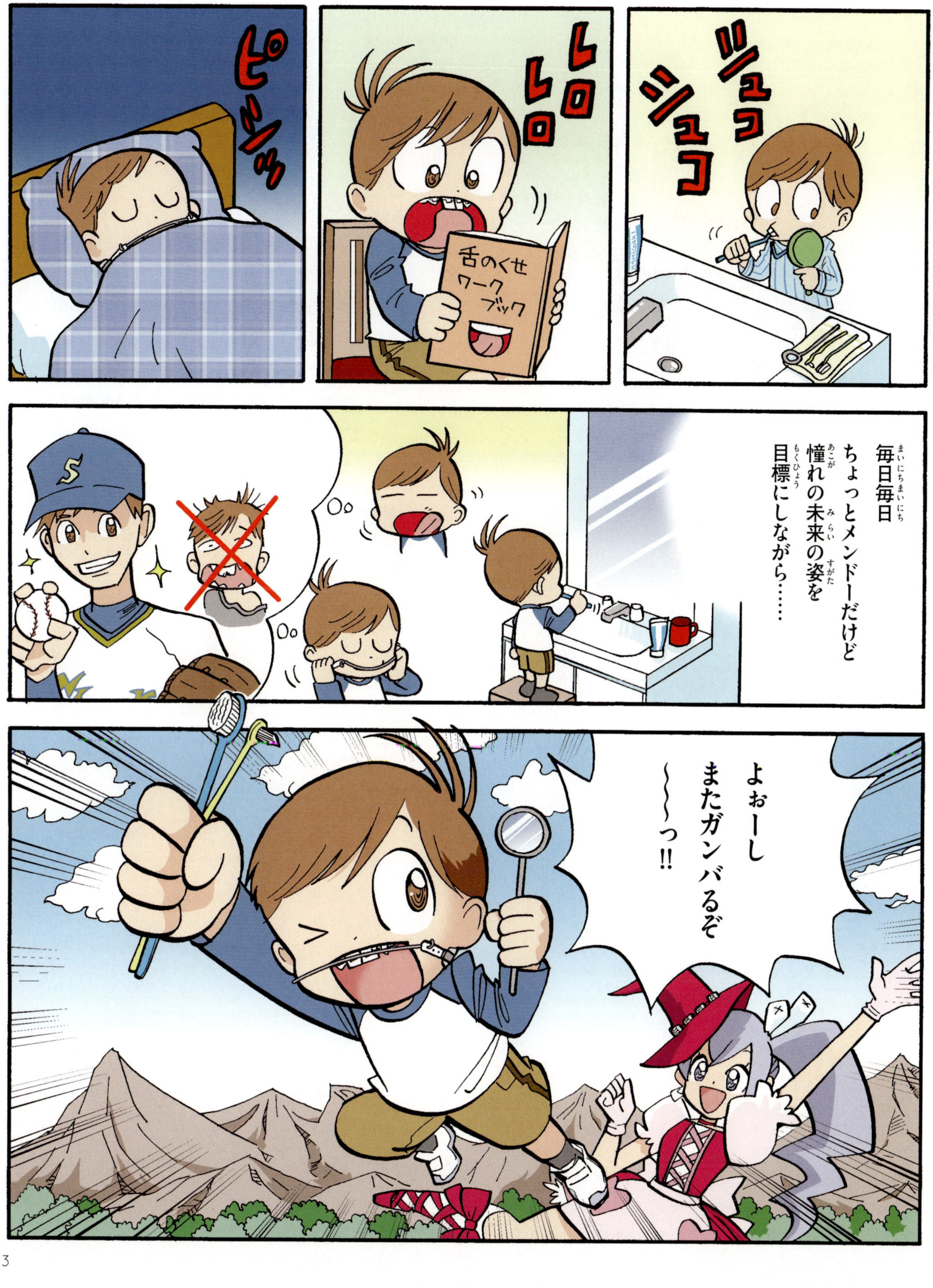
ジュコ
シュコ
HAMIGAKI
レロ
レロ
舌のくせ
ワーク
ブック
ピンッ
毎日毎日《まいにちまいにち》
ちょっとメンドーだけど
憧《あこが》れの未来《みらい》の姿《すがた》を
目標《もくひょう》にしながら……
よぉーし
またガンバるぞ
～～っ!!

矯正歯科治療《きょうせいしかちりょう》で、こんなに変《か》わるよ

出《で》っ歯《ぱ》の治療《ちりょう》を7歳《さい》からはじめたAさん《エー》（15歳《さい》）の場合《ばあい》

「治療《ちりょう》すれば、歯並《はなら》びはホントによくなるの？」「どんな装置《そうち》を使《つか》うの？」。そんなギモンに答《こた》えるために、ここではA《エー》さんのケースを紹介《しょうかい》するよ。治療方法《ちりょうほうほう》や使《つか》う装置《そうち》はこどもの歯並《はなら》びによってちがうから、目安《めやす》だと思《おも》ってね！

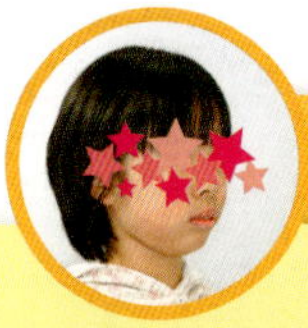

治療前《ちりょうまえ》の歯並《はなら》び（7歳《さい》11カ月《げつ》）

小学《しょうがく》2年生《ねんせい》の2学期《がっき》の途中《とちゅう》で、ママとはじめて矯正歯科《きょうせいしか》へ。このときのA《エー》さんの歯並《はなら》びは、上《うえ》の前歯《まえば》がちょっと出《で》て、歯《は》ぐきも目立《めだ》つ感《かん》じ。それに対《たい》して下《した》あごは小《ちい》さくて、少《すこ》し引《ひ》っこんでいた。

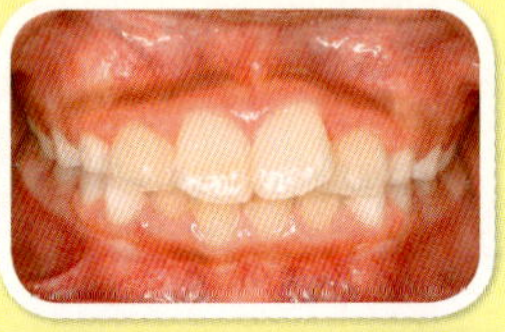

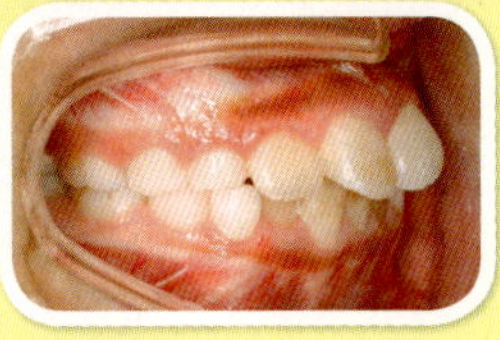

上下《じょうげ》のあごのバランスがよくない場合《ばあい》は、永久歯《えいきゅうし》が生《は》えそろうまでに治療《ちりょう》を受《う》けるのがベスト。成長《せいちょう》の力《ちから》を利用《りよう》しながら、あごのカタチや大《おお》きさを変《か》えていけるからね。

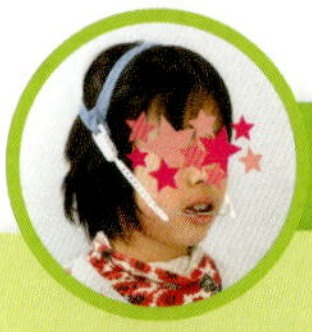

早期治療《そうきちりょう》（8歳《さい》2カ月《げつ》～8歳《さい》9カ月《げつ》）

矯正歯科《きょうせいしか》での精密検査《せいみつけんさ》と診断《しんだん》のあと、早期治療《そうきちりょう》がスタート！ヘッドギア・アクチベーター ❶という矯正装置《きょうせいそうち》を1日《にち》14時間《じかん》を目標《もくひょう》につけて、上《うわ》あごの成長《せいちょう》をおさえながら、下《した》あごを成長《せいちょう》させていった。ちょっと目立《めだ》つけど、この装置《そうち》をつけるのは家《いえ》にいるときだけ。

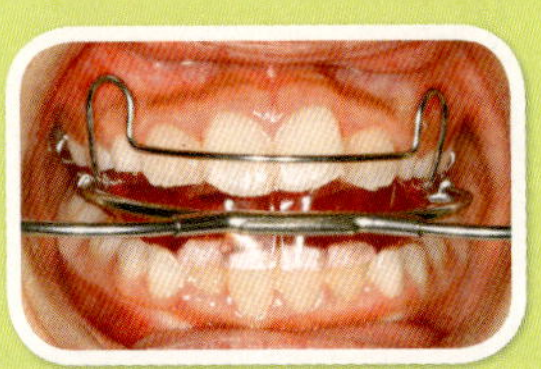

食事《しょくじ》と歯《は》みがき、おふろに入《はい》るとき以外《いがい》はきちんとつけることが大切《たいせつ》。最初《さいしょ》の何日《なんにち》かは少《すこ》し気《き》になるかもしれないけど、すぐになれるから平気《へいき》！

早期治療《そうきちりょう》のおわり

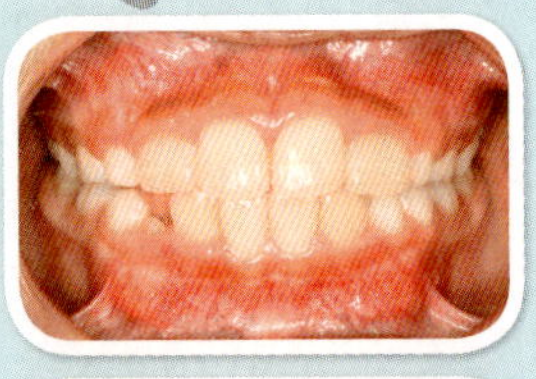

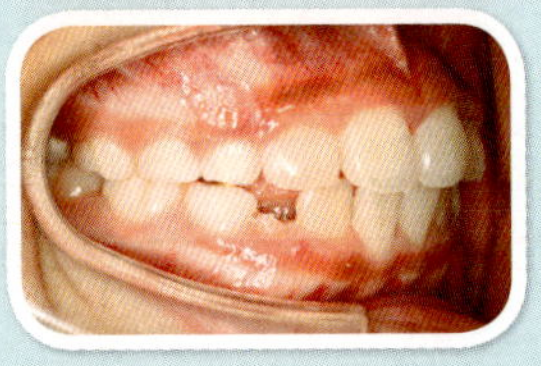

毎日《まいにち》14時間《じかん》、装置《そうち》をつけていたおかげで、予定《よてい》より早《はや》めに早期治療《そうきちりょう》が終了《しゅうりょう》。上下《じょうげ》の咬《か》み合《あ》わせがよくなって、出《で》っぱっていた前歯《まえば》もスッキリ。前歯《まえば》で食《た》べものがかみ切《き》れるようになった。

ねじれるように前《まえ》に出《で》ていた前歯《まえば》も整《ととの》って、ずいぶん歯並《はなら》びがよくなったね！

使《つか》ったのはコレ！

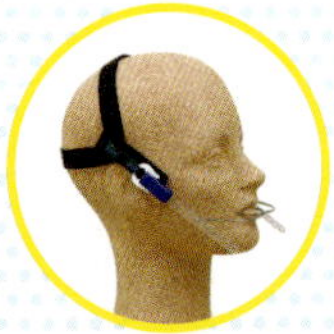

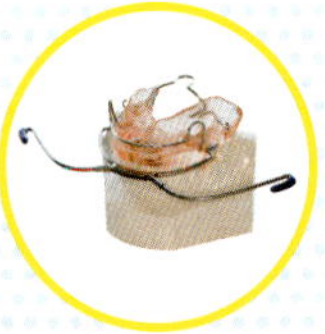

❶ ヘッドギア・アクチベーター

頭《あたま》にかけるバンド（左《ひだり》）と口《くち》の中《なか》につける金具《かなぐ》の装置《そうち》（右《みぎ》）を組《く》み合《あ》わせたもの。

写真提供：左）フォレスタデント

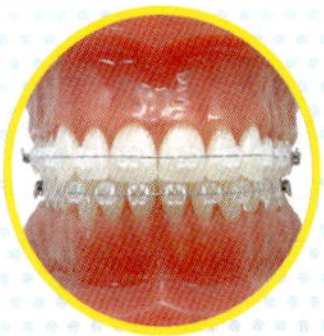

❷ マルチブラケット

（76ページ）

それぞれの歯《は》にブラケットをつけて歯《は》を移動《いどう》させるための装置《そうち》。

写真提供：バイオデント

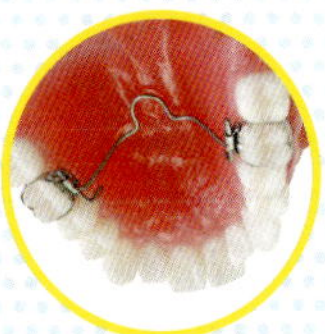

❸ トランスパラタルアーチ

上《うえ》の奥歯《おくば》どうしをつないで歯《は》を固定《こてい》する、自分《じぶん》では取《と》りはずしのできない装置《そうち》。

写真提供：アバンテック

治療《ちりょう》前後《ぜんご》でこんな変化《へんか》が！

治療前《ちりょうまえ》

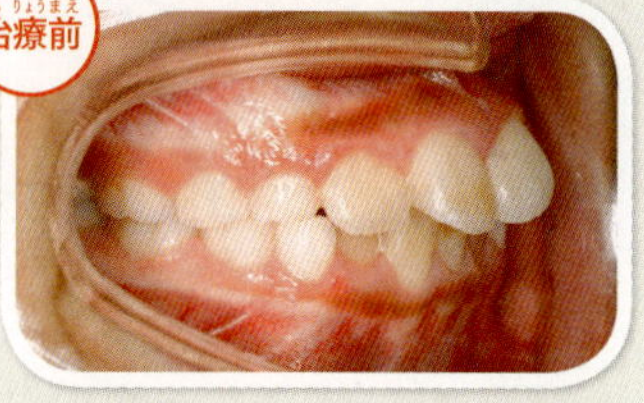

上下《じょうげ》のあごの大《おお》きさがアンバランスだった治療前《ちりょうまえ》。むし歯《ば》はなかったA《エー》さんだけど、毎日《まいにち》の歯《は》みがきにも時間《じかん》がかかっていた。

治療後《ちりょうご》

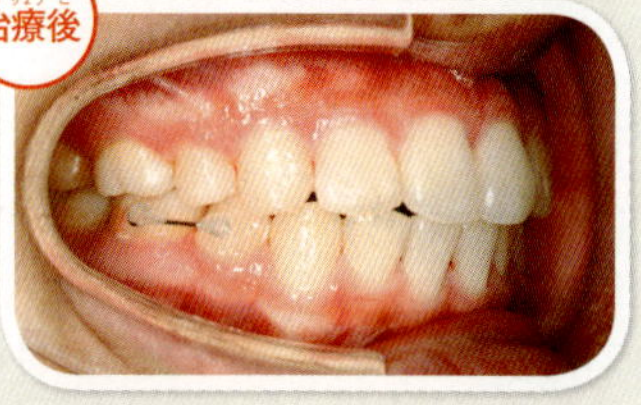

本格治療後《ほんかくちりょうご》は上《うわ》あごと下《した》あごのバランスがとれ、ニョッキリ出《で》ていた上《うえ》の前歯《まえば》もスッキリ！ 歯《は》みがきもしやすくなったよ。

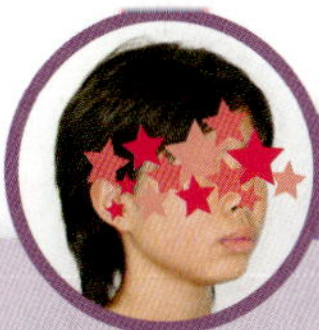

本格治療《ほんかくちりょう》（10歳《さい》11カ月《げつ》～13歳《さい》1カ月《げつ》）

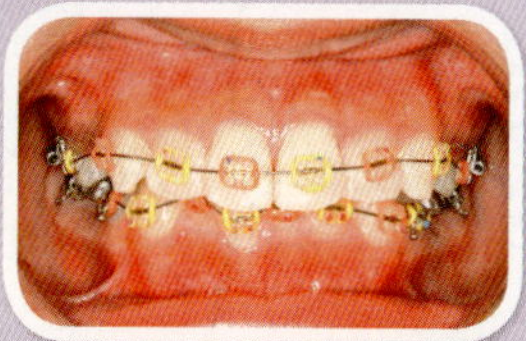

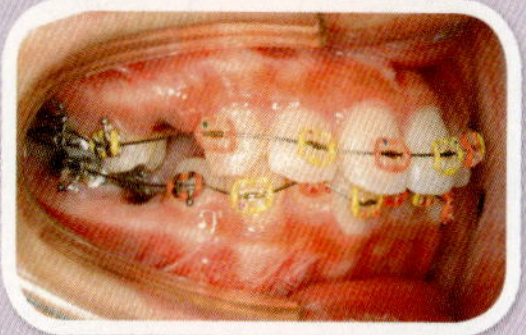

小学《しょうがく》5年生《ねんせい》のとき、上下《じょうげ》のあごに歯《は》をキレイに並《なら》べるために一般《いっぱん》歯科《しか》で第一小臼歯《だいいちしょうきゅうし》（21ページ）を上下左右《じょうげさゆう》1本《ほん》ずつ抜《ぬ》いてから、マルチブラケット❷という矯正装《きょうせいそう》置《ち》をつけて本格治療《ほんかくちりょう》をスタート。A《エー》さんがママといっしょに選《えら》んだのは、目立《めだ》ちにくいクリアタイプのブラケット。また、上《うえ》の奥《おく》歯《ば》の内側《うちがわ》にはトランスパラタルアーチ❸をつけることに。家《いえ》にいるときは前歯《まえば》にすき間《ま》がなくなるまで、1日《にち》14時間《じかん》、ヘッドギア❹をつけていた。

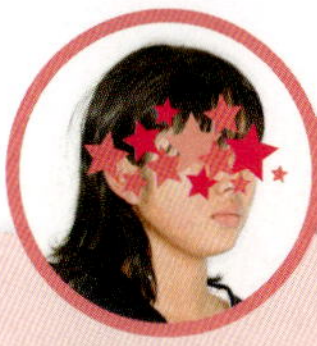

保定観察《ほていかんさつ》（13歳《さい》2カ月《げつ》～）

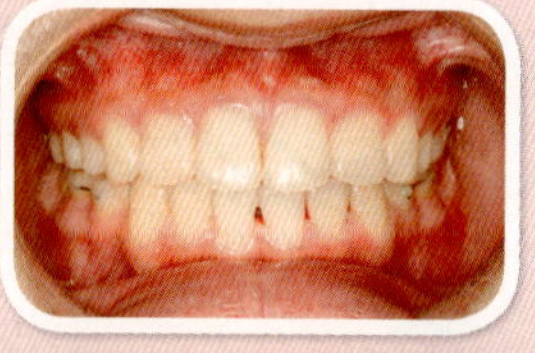

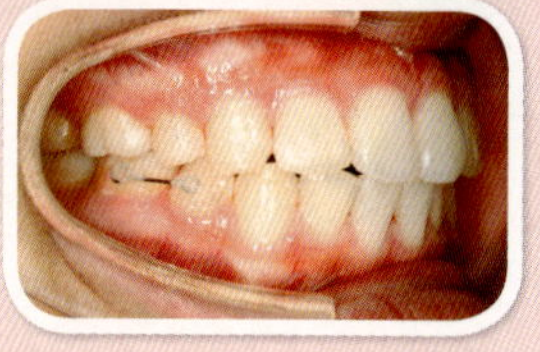

中学《ちゅうがく》1年生《ねんせい》で、マルチブラケットをはずして本格治療《ほんかくちりょう》が終《しゅう》了《りょう》。今度《こんど》はリテーナー❺という装置《そうち》をつけて保定観察《ほていかんさつ》がスタート！ そのあとは3カ月《げつ》～6カ月《げつ》に一度《いちど》の割合《わりあい》で矯正歯《きょうせいし》科《か》へ。本格治療《ほんかくちりょう》が終《お》わって2年《ねん》たった今《いま》も、リテーナーを夜《よる》だけつけて、キレイな歯並《はなら》びをキープ中《ちゅう》。

A《エー》さんは今《いま》15歳《さい》。X線写真《エックスせんしゃしん》を撮《と》ってみると、そろそろ親知《おやし》らず（第三大臼《だいさんだいきゅう》歯《し》）が骨《ほね》の中《なか》で生《は》えはじめているんだって。こういうことも矯正歯科《きょうせいしか》に通《かよ》いつづければチェックしてもらえるよ。

A《エー》さんは、上《うえ》の歯《は》に取《と》りはずしのできるラップアラウンドリテーナー（右《みぎ》）、下《した》の歯《は》の裏《うら》側《がわ》には自分《じぶん》では取《と》りはずしのできない固定式保定装置《こていしきほていそうち》（左《ひだり》）を使《つか》っているよ。

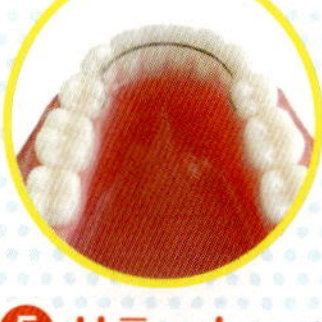

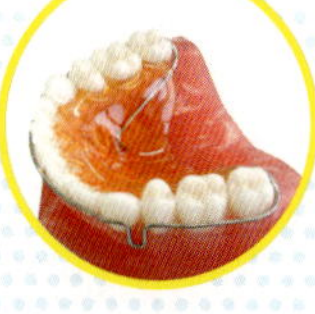

❺ リテーナー（76ページ）

歯並《はなら》びを整《ととの》えたあと、安定《あんてい》させるための装置《そうち》。
自分《じぶん》で取《と》りはずせるものと取《と》りはずせないものがある。

写真提供：アバンテック

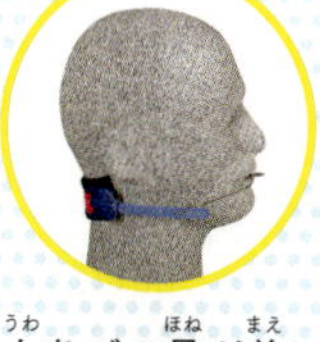

❹ ヘッドギア

上《うわ》あごの骨《ほね》が前《まえ》に出《で》るのをおさえて、上《うえ》の奥歯《おくば》をうしろに動《うご》かす装置《そうち》。

写真提供：バイオデント

毎日《まいにち》の歯《は》みがき、ガンバろう‼

キレイな歯並《はなら》びをつくるための治療期間《ちりょうきかん》に、むし歯《ば》はゼッタイつくりたくない！　そこで気《き》をつけたいのが、毎日《まいにち》の歯《は》みがき。矯正装置《きょうせいそうち》をつけていても、コツをつかめば、とってもカンタン！　さっそく今日《きょう》からやってみよう。

気《き》をつけて みがきたいのは ココ！

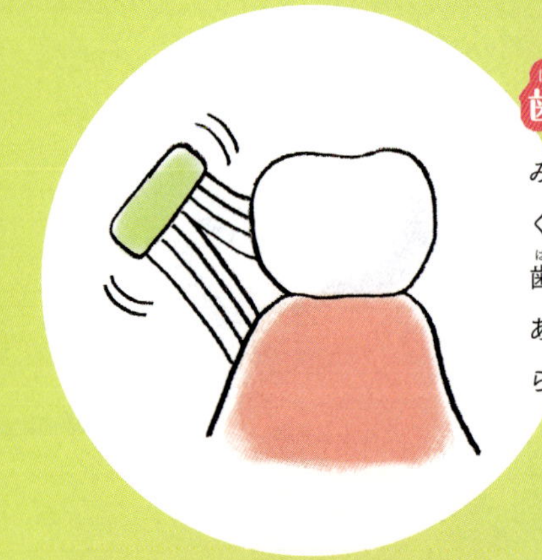

歯《は》と歯《は》ぐきの間《あいだ》

みがき残《のこ》しをしやすい歯《は》と歯《は》ぐきの境目《さかいめ》にある段差部分《だんさぶぶん》は、歯《は》に対《たい》して歯《は》ブラシをナナメにあて、プルプルと小《こ》きざみにゆらしてブラッシングを。

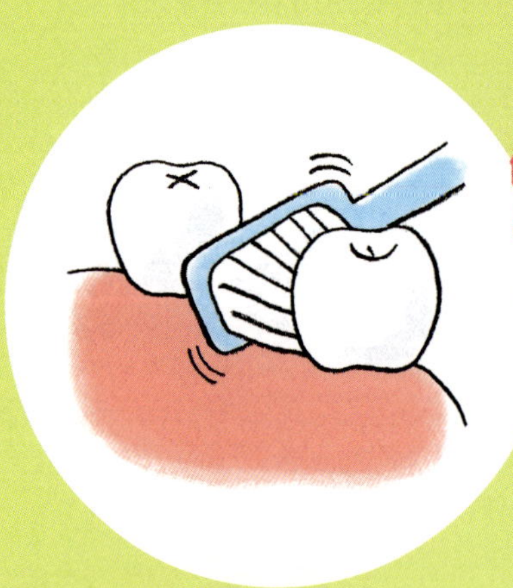

歯《は》の抜《ぬ》けたところ

歯《は》ブラシをタテやナナメにして、毛先《けさき》をとなりの歯《は》にしっかりあててみがくのがポイント。

第二乳臼歯《だいににゅうきゅうし》の奥《おく》に生《は》えてくる6歳臼歯《さいきゅうし》（第一大臼歯《だいいちだいきゅうし》）は生《は》えきるまでに時間《じかん》がかかり、その間《あいだ》は手前《てまえ》の歯《は》より低《ひく》い位置《いち》にあるから、ふつうにみがいていたのではブラシが届《とど》かない！　奥歯《おくば》は意識《いしき》してみがくのがポイントだよ。

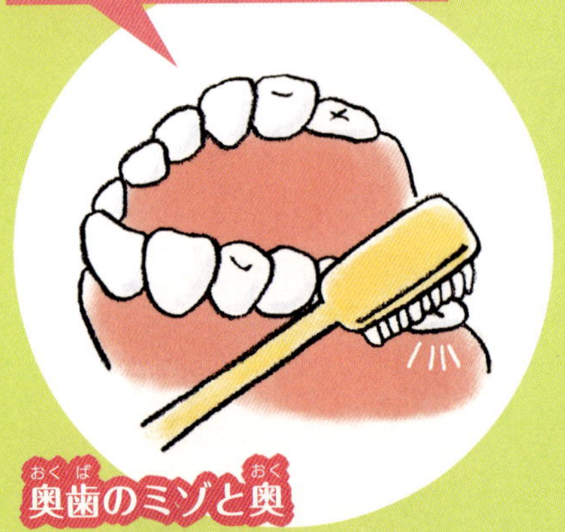

奥歯《おくば》のミゾと奥《おく》

ミゾのところは歯《は》ブラシを直角《ちょっかく》にあてて、ていねいに。毛先《けさき》が届《とど》きにくい奥歯《おくば》の奥《おく》も、歯《は》ブラシを細《こま》かく動《うご》かして、歯《は》のつけ根部分《ねぶぶん》を中心《ちゅうしん》にみがこう。

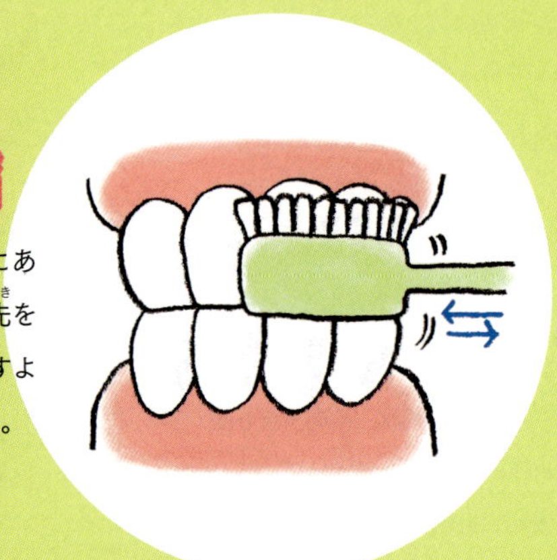

歯《は》と歯《は》の間《あいだ》

歯《は》ブラシを直角《ちょっかく》にあててブラシの毛先《けさき》を小《こ》きざみにゆらすようにしてみがこう。

「ぐるっと1周《しゅう》」方式《ほうしき》でみがき残《のこ》しをなくす

歯《は》みがきで注意《ちゅうい》したいのは、みがき方《かた》。下《した》の歯《は》の裏側《うらがわ》→上《うえ》の歯《は》の裏側《うらがわ》→上《うえ》の歯《は》の表側《おもてがわ》→下《した》の歯《は》の表側《おもてがわ》→咬《か》み合《あ》わせの面《めん》と「ぐるっと1周《しゅう》」方式《ほうしき》でみがくのがみがき残《のこ》しをなくすポイントだよ。このとき知《し》っておいてほしいのは、汚《よご》れがたまりやすい場所《ばしょ》があるということ。上《うえ》のイラストで紹介《しょうかい》するから、覚《おぼ》えておこうね。

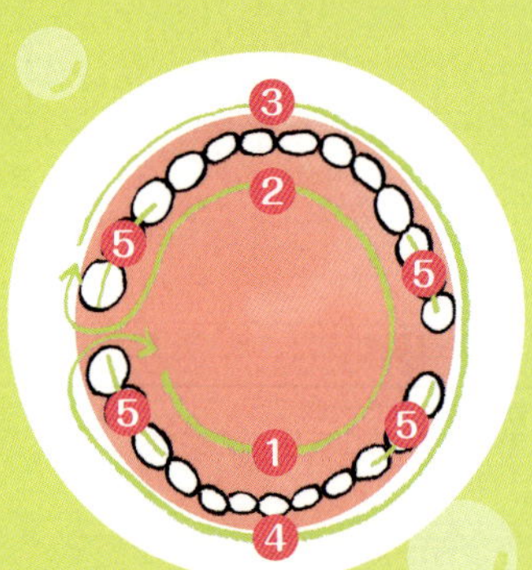

歯《は》みがきの最強《さいきょう》アイテムを手《て》に入《い》れよう！

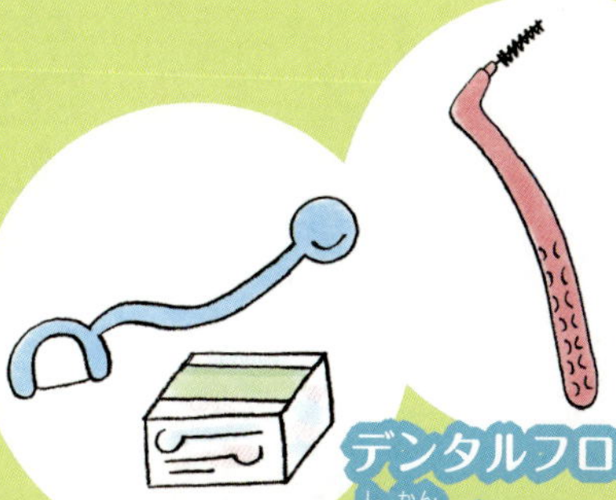

デンタルフロス・歯間《しかん》ブラシ

どちらも歯《は》と歯《は》の間《あいだ》の汚《よご》れをとるのに便利《べんり》。デンタルフロスなら持《も》ち手《て》のついたものがおすすめ。歯間《しかん》ブラシは自分《じぶん》に合《あ》うサイズのものを矯《きょう》正歯科《せいしか》の歯科衛生士《しかえいせいし》さんに選《えら》んでもらおう。

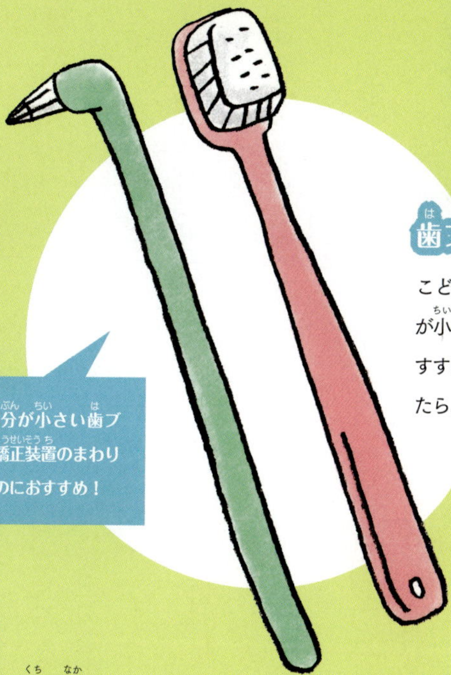

歯《は》ブラシ

こどもの口《くち》の大《おお》きさに合《あ》った、ヘッドが小《ちい》さくて毛《け》のカタすぎないものがおすすめ。歯《は》ブラシの毛先《けさき》が広《ひろ》がってきたら、すぐに新《あたら》しいものにかえよう。

ブラシ部分《ぶぶん》が小《ちい》さい歯《は》ブラシは、矯正装置《きょうせいそうち》のまわりをみがくのにおすすめ！

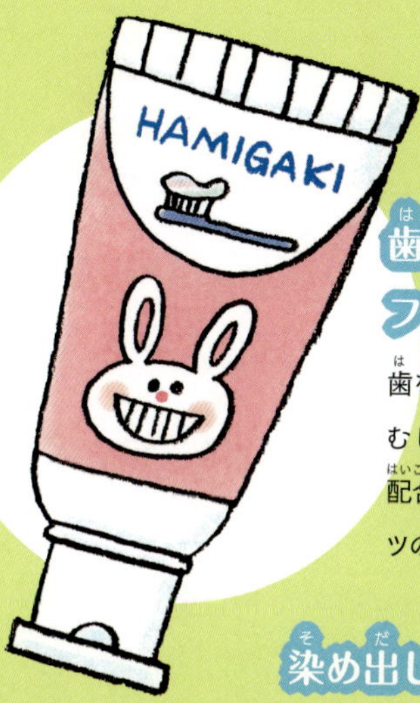

歯《は》みがき剤《ざい》・フッ素《そ》ジェル

歯《は》を強《つよ》くするフッ素《そ》や、口《くち》の中《なか》のむし歯菌《ばきん》をへらすキシリトールが配合《はいごう》されたものを選《えら》ぼう。フルーツの香《かお》りがついたものもあるよ。

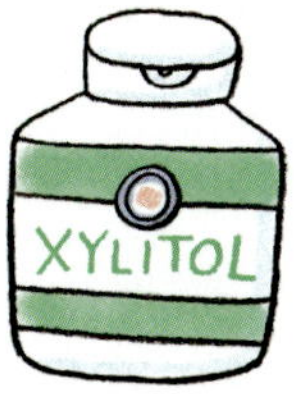

キシリトール

キシリトール（天然《てんねん》の甘味料《かんみりょう》）は甘《あま》くてむし歯菌《ばきん》のエサに似《に》ているけれど、本物《ほんもの》のエサではない。だから、むし歯菌《ばきん》の栄養《えいよう》にはならないんだ。それでもむし歯菌《ばきん》はエサだと思《おも》って食べるから、キシリトールをとりつづけると、むし歯菌《ばきん》がだんだん弱《よわ》って数《かず》が減《へ》り、むし歯《ば》ができにくくなるんだよ。

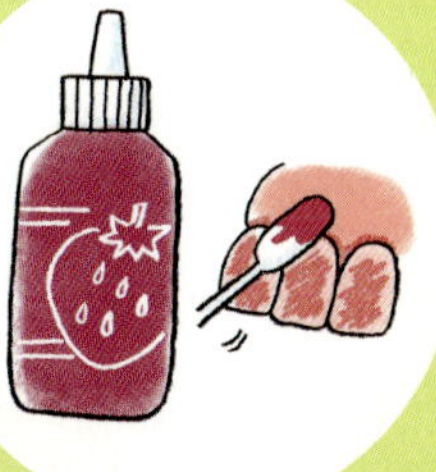

染《そ》め出《だ》し液《えき》

歯《は》みがきがちゃんとできているかどうかチェックするのが、染《そ》め出《だ》し液《えき》。食《た》べカスなどの汚《よご》れを赤《あか》く染《そ》め出《だ》すことで、みがき方《かた》のクセがわかるよ。週《しゅう》1回《かい》、夜《よる》の歯《は》みがきのあとに使《つか》うのがおすすめ。

ゴシゴシするのは×《バツ》　やさしくプルプルみがこう

しっかりみがこうと思《おも》うと、ついゴシゴシと力《ちから》をいれがちだけど、歯《は》みがきに強《つよ》い力《ちから》は必要《ひつよう》なし。歯《は》ブラシを歯《は》にあてて、プルプルと小《こ》きざみに動《うご》かしながら〝カラをむいたゆで卵《たまご》の表面《ひょうめん》が傷《いた》まないくらい〟のやさしさでみがけばOK《オーケー》。そのとき、「ペングリップ」といってエンピツをにぎるように歯《は》ブラシを持《も》つとよけいな力《ちから》がかからないから、おすすめだよ。

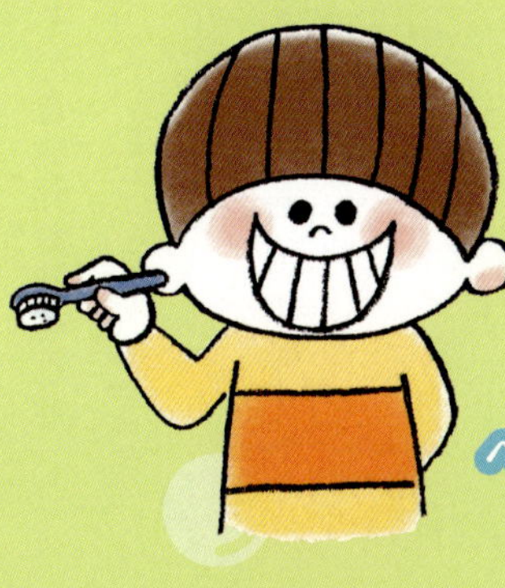

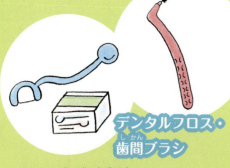

ペングリップ

歯《は》といっしょに、舌《した》もトレーニングしちゃおう！

たとえば、食《た》べものを飲《の》み込《こ》むときや発音《はつおん》するとき、上下《じょうげ》の前歯《まえば》の間《あいだ》に舌《した》がはさまっていたり、口《くち》の外《そと》から舌《した》が見《み》えたりすることはないかな？　もし、心《こころ》あたりがあるなら、それは「舌癖《ぜつへき》」。治療中《ちりょうちゅう》にしっかり治《なお》しておこう！

舌《した》のトレーニングが必要《ひつよう》なワケ

舌癖《ぜつへき》のある子《こ》は、舌《した》の位置《いち》が本来《ほんらい》あるべき場所《ばしょ》より下《した》に下《さ》がり、さらに前《まえ》のほうにあるため、舌《した》で前歯《まえば》をしょっちゅう押《お》してしまって、出《で》っ歯《ぱ》や開《かい》咬《こう》などの原因《げんいん》になると考えられている。その場合《ばあい》、せっかく矯正歯科治療《きょうせいしかちりょう》をしても、クセのせいで、また歯並《はなら》びがくずれていってしまうから、舌癖《ぜつへき》はちゃんと治《なお》すことが大切《たいせつ》。

そんな子《こ》のために、矯正歯科《きょうせいしか》では治療《ちりょう》といっしょにMFT《エムエフティー》という舌《した》のトレーニングを行《おこな》っているよ。どれもカンタンでテレビを見《み》ながらでもできるから、毎日《まいにち》の習慣《しゅうかん》にしていこう。

口《くち》呼吸《こきゅう》の原因《げんいん》をチェックしておこう

また、舌癖《ぜつへき》のある子《こ》は、ふだんの呼吸《こきゅう》を鼻《はな》ではなく、口《くち》でしていることが多《おお》いんだ。その中《なか》にはアレルギー性鼻炎《せいびえん》やアデノイドの肥大《ひだい》といった鼻《はな》やノドの病気《びょうき》が原因《げんいん》で、しかたなくそうなっている場合《ばあい》もある。そんな場合《ばあい》は、矯正歯科《きょうせいしか》の先生《せんせい》に相談《そうだん》して、耳鼻科《じびか》などで治《なお》しておくのも大切《たいせつ》だよ。

あてはまるものは、いくつある？

2つ以上《いじょう》あてはまるなら、矯正歯科《きょうせいしか》の先生《せんせい》に相談《そうだん》を！

★舌癖《ぜつへき》チェックシート★

- □口《くち》をポカーンと開《あ》けていることが多《おお》い
- □食事《しょくじ》のとき、口《くち》を開《あ》けてかんでいる
- □あまりよくかんで食《た》べない
- □食《た》べこぼしが多《おお》い
- □食《た》べ方《かた》が早《はや》い、もしくはおそい
- □一度《いちど》にたくさん食《た》べものをほおばる
- □食事中《しょくじちゅう》、お茶《ちゃ》や水《みず》など水分《すいぶん》をたくさんとる
- □カタイ食《た》べものが苦手《にがて》
- □舌《した》を前《まえ》に出《だ》して食《た》べものをむかえに行《い》く
- □くちびるが厚《あつ》ぼったくダランとしている

舌《した》の“指定席《していせき》”はスポット！

舌《した》の先《さき》が上《うえ》の前歯《まえば》裏側《うらがわ》のつけ根《ね》の少《すこ》し内側《うちがわ》あたりにあたっているのが正《ただ》しいポジション。キミの舌《した》はどこにあるかな？

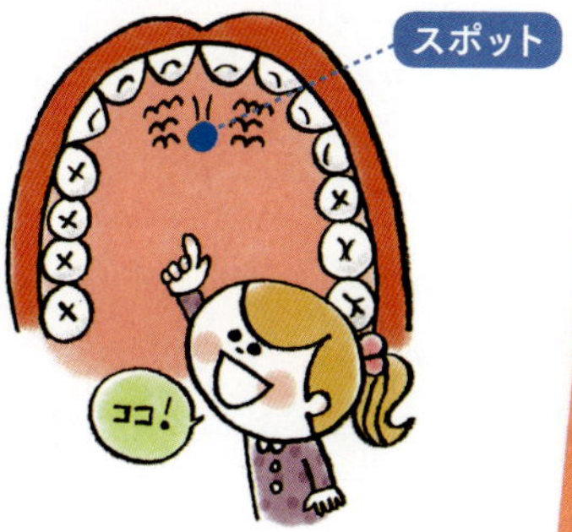

舌癖《ぜつへき》を治《なお》すトレーニング MFT《エムエフティー》のいろいろ

MFT《エムエフティー》には、ここに紹介《しょうかい》する以外《いがい》にも、いろんなやり方《かた》がある。歯科衛生士《しかえいせいし》さんの指導《しどう》のもと、自分《じぶん》に合《あ》ったトレーニングを毎日《まいにち》続《つづ》ければ、舌《した》やくちびる、顔《かお》など口《くち》のまわりの筋肉《きんにく》に力《ちから》がついて舌《した》を正《ただ》しく使《つか》えるようになるよ。

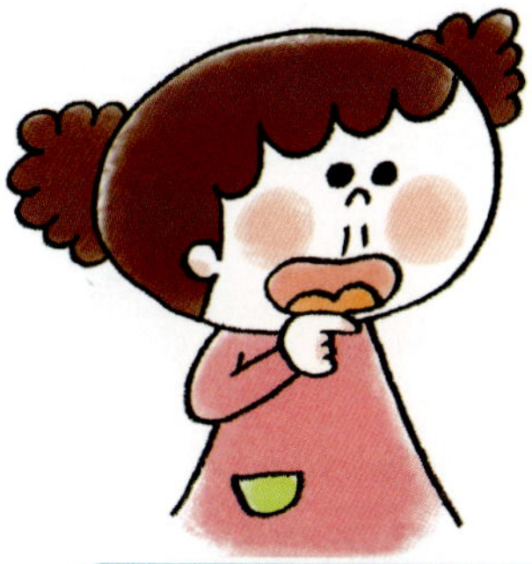

ひとさし指《ゆび》で下《した》くちびるをおさえ、口《くち》を大《おお》きくあけて、上《うわ》くちびるを力《ちから》いっぱい下《さ》げたまま、10かぞえる。

リップエクササイズ（5回《かい》）

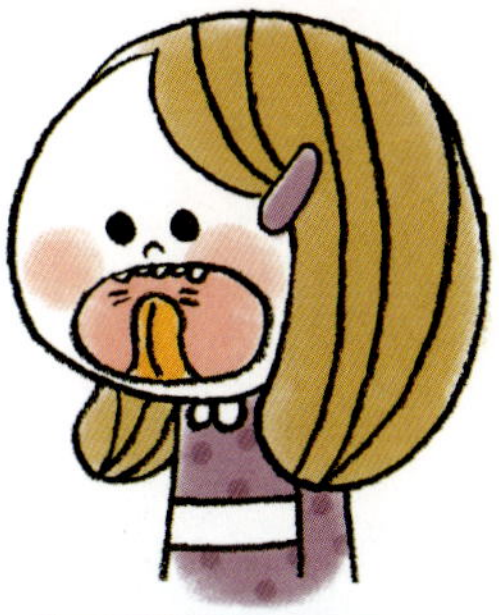

舌裏《したうら》のひもがピンとのびるように、舌全体《したぜんたい》を上《うわ》あごに吸《す》いつけて、「ポンッ」と音《おと》をならす。

ポッピング（10回《かい》）

ちょっと長《なが》いけれど、くちびると舌《した》の正《ただ》しい位置《いち》をおぼえるための練習《れんしゅう》だよ。

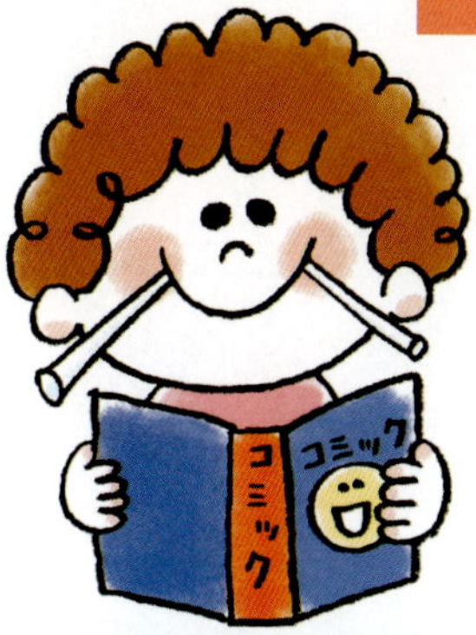

舌《した》の先《さき》をスポットにつけてストローを咬《か》んで30分間《ぷんかん》、くちびるを閉《と》じたままでいる。

ポスチャー

飲《の》み込《こ》むときも、舌《した》の先《さき》はスポットにつけたまま！

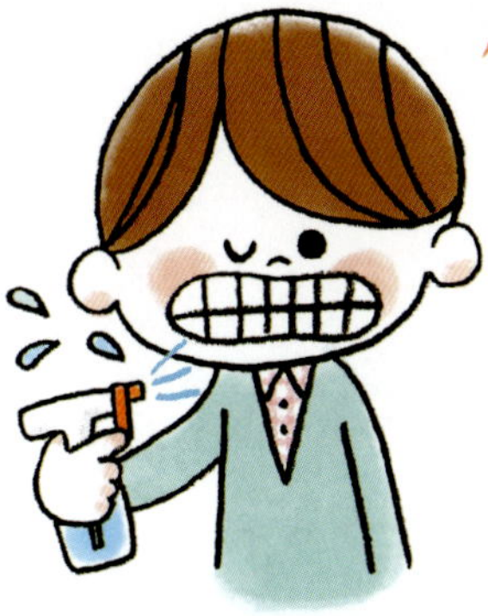

舌《した》を上《うわ》あごに吸《す》いあげた状態《じょうたい》で奥歯《おくば》を咬《か》み合《あ》わせる。口《くち》の横《よこ》からスプレーで水《みず》を入《い》れ、奥歯《おくば》を咬《か》み合《あ》わせたまま、口《くち》の中《なか》の水《みず》を飲《の》み込《こ》む。

スラープスワロー（10回《かい》）

Interview《インタビュー》
with《ウィズ》
Brace Kids!《ブレースキッズ》

ブレースキッズに聞《き》いてみた！

**小学生《しょうがくせい》のときから
矯正歯科治療《きょうせいしかちりょう》をした子《こ》たちの
ホンネをチェック**

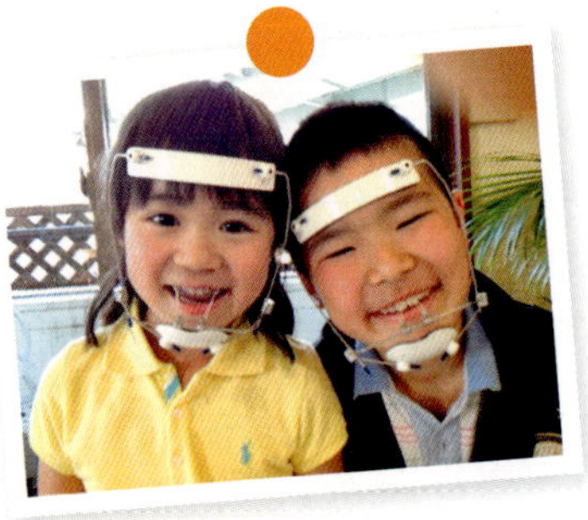

フェイシャルマスクをつけたキュートな2人《ふたり》の笑顔《えがお》は、第《だい》10回《かい》「ブレース スマイル コンテスト」（93ページ）で最優秀賞《さいゆうしゅうしょう》を獲得《かくとく》！

治療《ちりょう》していても体操《たいそう》もサッカーもできちゃうよ！

飯野正太郎《いいのしょうたろう》くん（小学《しょうがく》6年《ねん》／ 12歳《さい》）
優衣《ゆい》ちゃん（小学《しょうがく》3年《ねん》／ 8歳《さい》）

最初《さいしょ》は“マスク”にちょっとびっくり

小学《しょうがく》2年生《ねんせい》からはじめた早期《そうき》治療《ちりょう》が終《お》わり経過観察中《けいかかんさつちゅう》のお兄《にい》ちゃん・正太郎《しょうたろう》くんと、小学《しょうがく》1年《ねん》のときからの早期治療《そうきちりょう》が2年《ねん》目《め》をむかえた妹《いもうと》・優衣《ゆい》ちゃん。2人《ふたり》はともに受《う》け口《ぐち》で、かかりつけの歯医者《はいしゃ》さんから「早《はや》めに治療《ちりょう》したほうがいい」といわれたのが、矯正歯科治療《きょうせいしかちりょう》を受《う》けるきっかけだったんだって。優衣《ゆい》ちゃんは「お兄《にい》ちゃんが先《さき》にやってたから安心《あんしん》だった」とニッコリ。一方《いっぽう》、正太郎《しょうたろう》くんは治療《ちりょう》で使《つか》うことになったフェイシャルマスク（写真上《しゃしんうえ》）という装置《そうち》を最《さい》初《しょ》に見《み》たとき、「こんなのつけるの？」とびっくりしたのだとか。でも、つけはじめたら「わりとすぐになれちゃった」。さらに「装《そう》

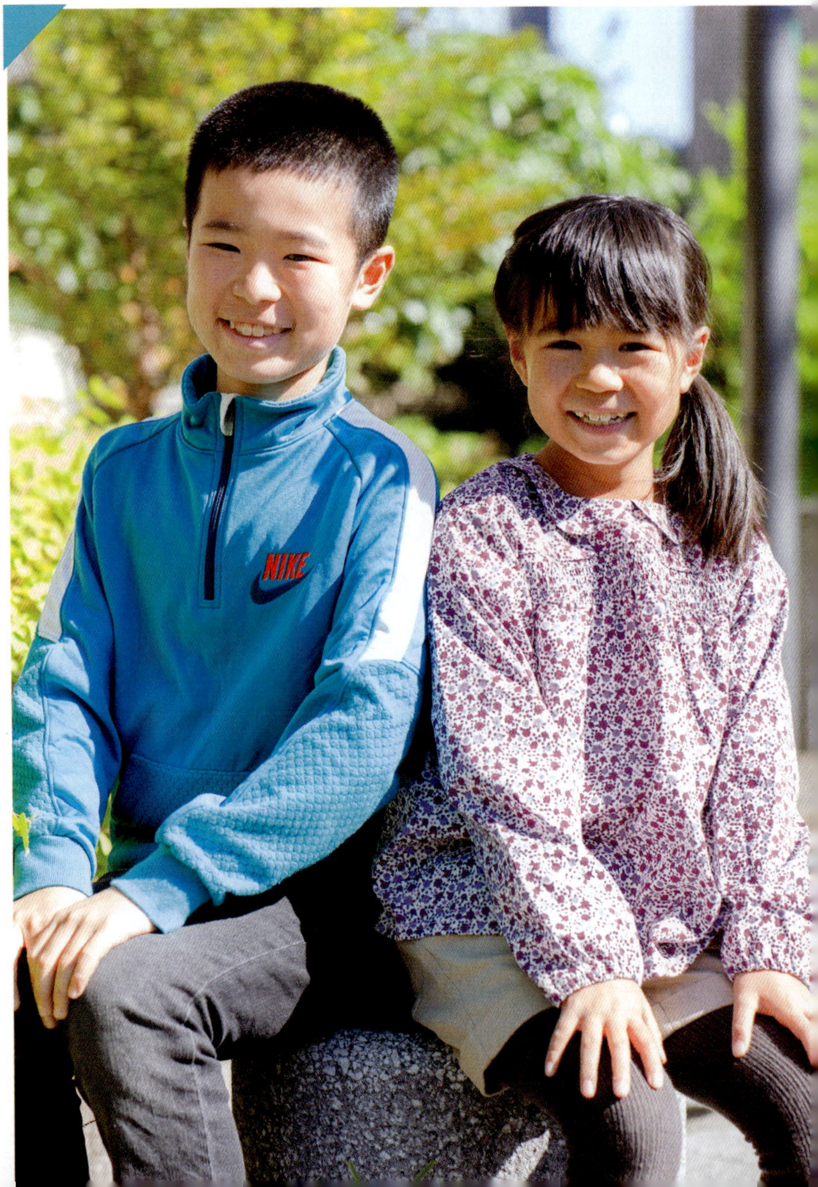

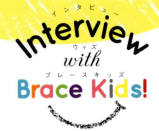

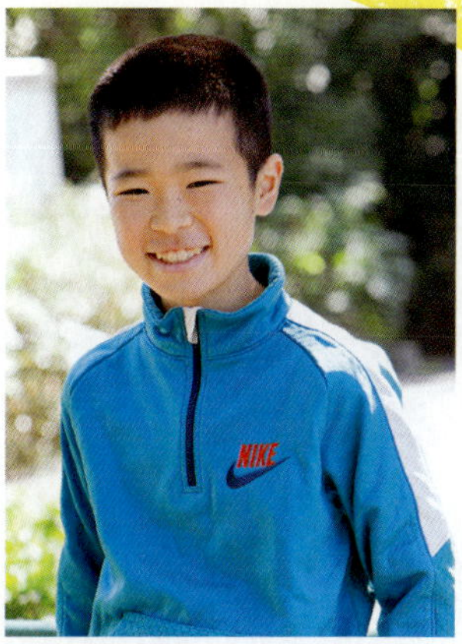

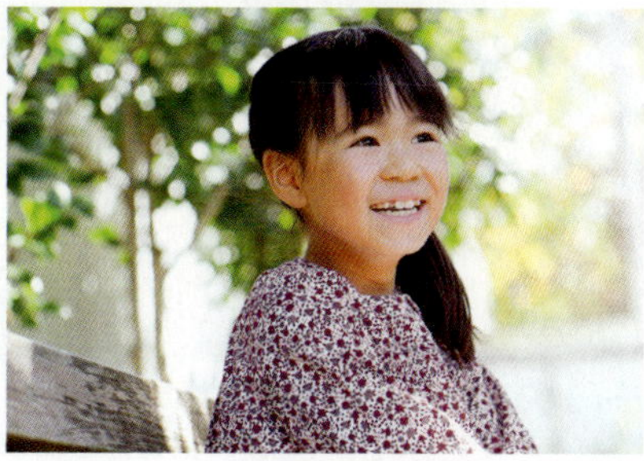

理科《りか》が得意《とくい》で「将来《しょうらい》はロボットをつくる人《ひと》になるのもいいな」と話《はな》す正太郎《しょうたろう》くん。優衣《ゆい》ちゃんは「お花屋《はなや》さんとか、幼稚園《ようちえん》の先生《せんせい》とか、なりたいものがいっぱいある！」。キレイな歯《は》並《なら》びで夢《ゆめ》に向《む》かってGo《ゴー》!　Go《ゴー》!

置《ち》をつけてすぐのころは口《くち》の中《なか》の感《かん》じがいつもと違《ちが》ってけっこう楽《たの》しかったよ！　あと、ガムとかおもちとか装置《そうち》にくっついちゃうものは、最初《さいしょ》は食《た》べないようにしていたんだけど、コツをおぼえたら平気《へいき》だった」だって。そのコツとは「装置《そうち》のすき間《ま》にガムとかおもちをあてないようにすること」。なるほど、こんなお兄《にい》ちゃんがいたら、たしかに安心《あんしん》できそうだね。

装置《そうち》がついていることをみんなに説明《せつめい》するのも大事《だいじ》

ところで治療《ちりょう》していて学校《がっこう》で大変《たいへん》だったことってあるのかな？「ぼくは、ちょっと滑舌《かつぜつ》が悪《わる》くなるくらいであまり問題《もんだい》はなかった。フェイシャルマスクをつけるのは家《いえ》の中《なか》だけで学校《がっこう》にはつけて行《い》かないし、装置《そうち》も上《うえ》の歯《は》の裏側《うらがわ》だけにつけていたんだ。だから、あくびしないかぎり見《み》えないし、治療《ちりょう》してることをみんなあまり知《し》らなかったかも」。優衣《ゆい》ちゃんは？「わたしは装置《そうち》をつけたまま話《はな》すと、話《はな》したことが別《べつ》の言葉《ことば》に聞《き》こえるみたいで、誤解《ごかい》されちゃうこともある。でも、そんなときは治療《ちりょう》してることを説明《せつめい》してわかってもらうから、だいじょうぶ！」。音《おん》楽《がく》の時間《じかん》に使《つか》うハーモニカが装置《そうち》にあたって演奏《えんそう》しづらいときも、「矯正《きょうせい》してるから吹《ふ》きづらいです」って、自分《じぶん》から先生《せんせい》にちゃんというようにしているんだって。えらいよね！

スポーツもふつうに楽《たの》しんでるよ！

そんな優衣《ゆい》ちゃんが幼稚園《ようちえん》のころから続《つづ》けているのが体操《たいそう》。「毎週《まいしゅう》、習《なら》いに行《い》ってるの。体《からだ》を動《うご》かすのは大《だい》好《す》き。最近《さいきん》はソフトテニスもはじめたよ！」。正太《しょうた》郎《ろう》くんも、治療《ちりょう》しながらサッカークラブでDF《ディフェンス》として活躍《かつやく》。矯《きょう》正歯科治療《せいしかちりょう》を受《う》けながら2人《ふたり》とも毎日元気《まいにちげんき》にすごしているんだね。食後《しょくご》の歯《は》みがきもいっしょにすることが多いというなかよしの2人《ふたり》、これからもキラキラスマイルですごしてね！

優衣《ゆい》ちゃん

治療前《ちりょうまえ》

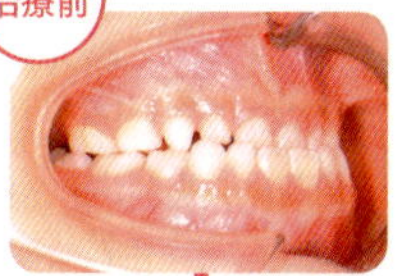

現在《げんざい》

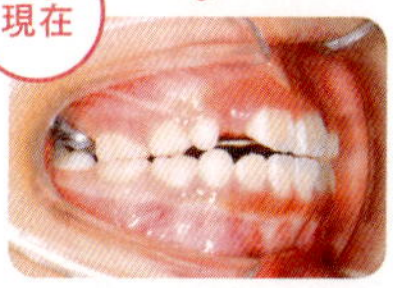

正太郎《しょうたろう》くん

治療前《ちりょうまえ》

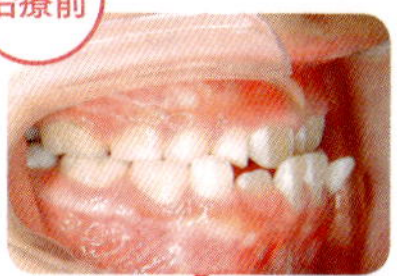

現在《げんざい》

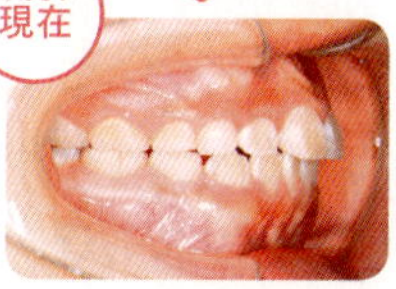

Mom's《マムズ》 voice《ボイス》

「私《わたし》も受《う》け口《ぐち》でしたが、矯《きょう》正歯科治療《せいしかちりょう》を受《う》けたのはおとなになってから。こどもたちには小《ちい》さいうちから、成長《せいちょう》を利用《りよう》して治《なお》してあげたいと思《おも》いました」

正太郎《しょうたろう》くん・優衣《ゆい》ちゃんのお手入《てい》れグッズ

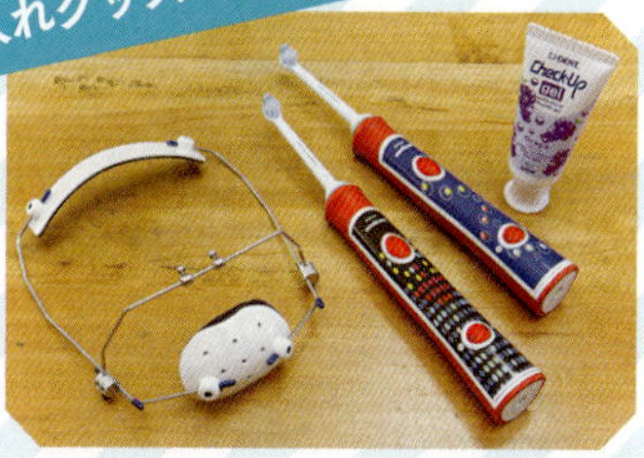

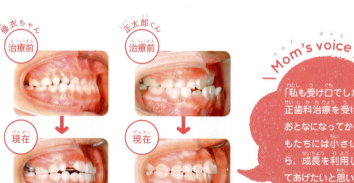

2人《ふたり》とも電動歯《でんどうは》ブラシを利用《りよう》。「装置《そうち》にあてると振動《しんどう》がくるけど、ちゃんとみがきたいからガマンしてるよ」と優衣《ゆい》ちゃん。左端《ひだりはし》が優衣《ゆい》ちゃんのフェイシャルマスク。

Interview《インタビュー》 with《ウィズ》 Brace《ブレース》 Kids《キッズ》!

受《う》け口《ぐち》を治《なお》したくて自分《じぶん》から「治療《ちりょう》したい！」って思《おも》いました

黒澤柊子《くろさわとうこ》さん（中学《ちゅうがく》2年《ねん》／14歳《さい》）

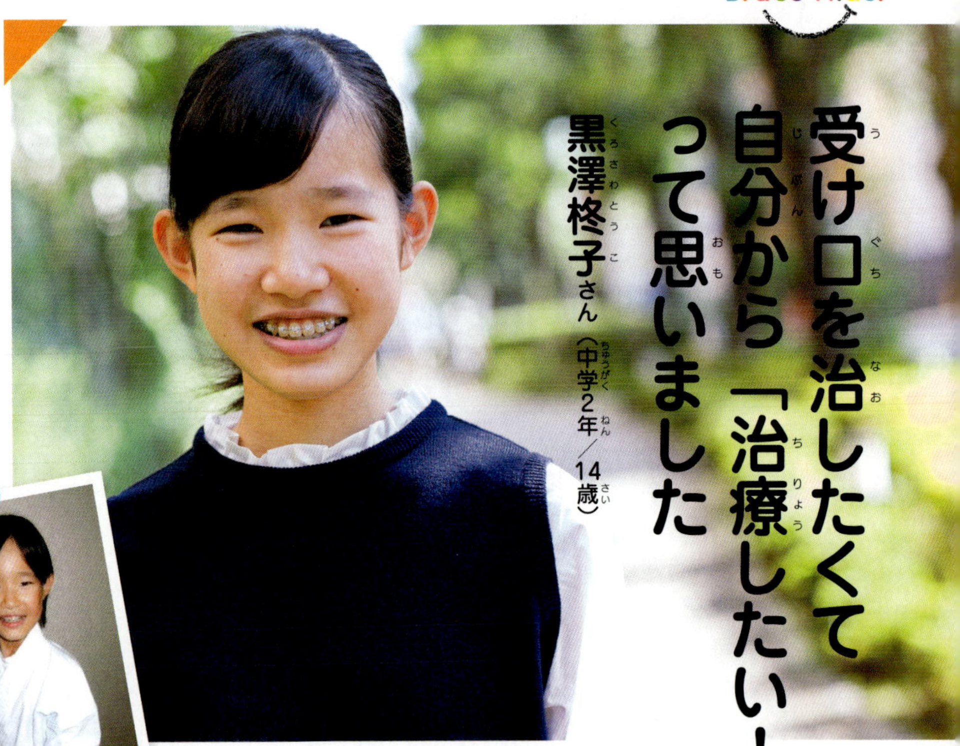

治療《ちりょう》する前《まえ》は歯《は》を見《み》せて笑《わら》えなかった

小学《しょうがく》3年生《ねんせい》のとき、かかりつけの歯医者《はいしゃ》さんのすすめで矯正《きょうせい》歯科《しか》治療《ちりょう》をはじめた柊子《とうこ》さん。「受《う》け口《ぐち》で、前歯《まえば》がハの字型《じがた》に開《ひら》いてたのが自分《じぶん》でも気《き》になって歯《は》を見《み》せて笑《わら》うのがイヤで。だから治療《ちりょう》したほうがいいよって歯《は》医者《いしゃ》さんにいわれたときは〝やりたい！〟って思《おも》いました」。今《いま》は本格《ほんかく》治療中《ちりょうちゅう》の柊子《とうこ》さん、小学《しょうがく》生《せい》のときに受《う》けていた早期《そうき》治療《ちりょう》では、上下《じょうげ》のあごのバランスを整《ととの》えるためにフェイシャルマスク（50ページ）を夜《よる》だけつけたことも。「最初《さいしょ》は気《き》になって、眠《ねむ》りにくかったけど、これで治《なお》るならガンバろうって思《おも》えました」。治療《ちりょう》中《ちゅう》は歯《は》のお手《て》入《い》れもしっかりと。おかげで、これまでむし歯《ば》はゼロなのだとか。

治療《ちりょう》しながら大好《だいす》きな空手《からて》で黒帯《くろおび》に！

そんな柊子《とうこ》さんが5歳《さい》から続《つづ》けているのが空手《からて》。実《じつ》は小学生《しょうがくせい》のときに初段《しょだん》を、中学《ちゅうがく》1年生《ねんせい》で2段《だん》をとった実力《じつりょく》のもち主《ぬし》なのだ。「今《いま》も週《しゅう》1～2回《かい》は道場《どうじょう》に通《かよ》ってます」。こう聞《き》くと、治療《ちりょう》しながら空手《からて》をしてもだいじょうぶ？ってちょっと気《き》になるけど、「組《く》み手《て》のときに相手《あいて》の手《て》が顔《かお》にあたらないように気《き》をつけてるから平気《へいき》」。大《おお》きなケガはこれまで一度《いちど》もないんだって。それだけ空手《からて》に集中《しゅうちゅう》できてるってことだよね、さすが有段者《ゆうだんしゃ》！「治療《ちりょう》が終《お》わったら？歯《は》を見《み》せて思《おも》いっきり笑《わら》いたい！」。これからも大《だい》好《す》きな空手《からて》と治療《ちりょう》を両立《りょうりつ》させて、キレイな歯並《はなら》びをめざしてね。

柊子《とうこ》さんのお手入れグッズ

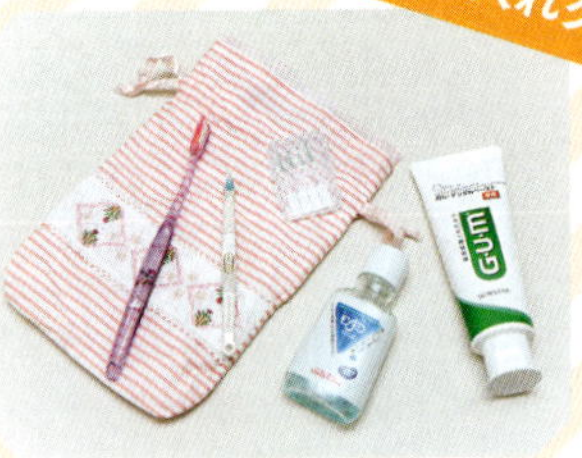

「ふつうに歯《は》をみがいてから、こまかいところを先《さき》の細《ほそ》い歯《は》ブラシでチクチクみがきます」。ピンクのかわいいポーチはおばあちゃんからのプレゼント。

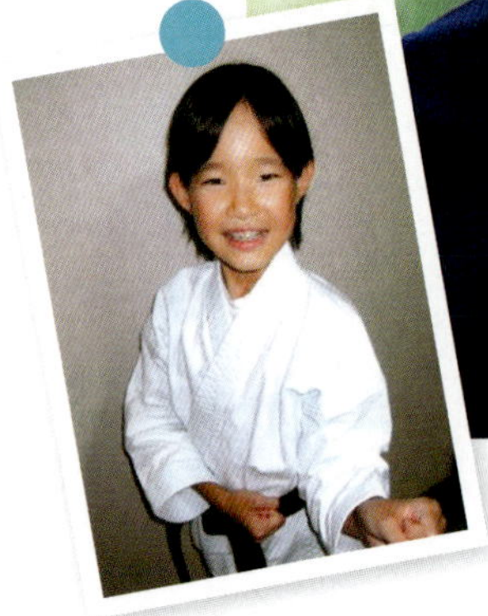

第《だい》8回《かい》「ブレース スマイル コンテスト」東京大会賞《とうきょうたいかいしょう》に輝《かがや》いた柊子《とうこ》さんの写真《しゃしん》。黒帯《くろおび》をしめた、りりしいポーズがステキだね☆

治療前《ちりょうまえ》

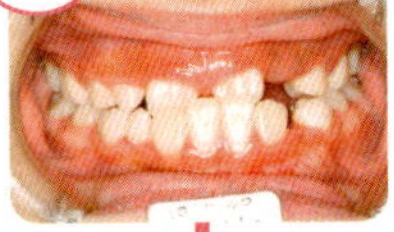

現在《げんざい》

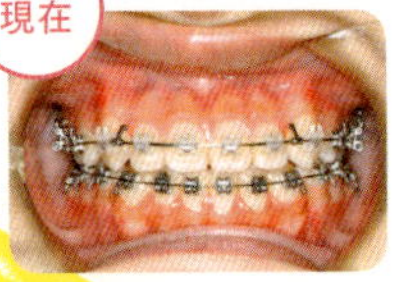

Mom's《マムズ》 voice《ボイス》

「治療《ちりょう》して咬《か》み合《あ》わせが整《ととの》ったことで、なんでもよくかんで食《た》べています。口《くち》もとの印象《いんしょう》もずいぶん変《か》わりました」

Interview《インタビュー》 with《ウィズ》 Brace《ブレース》 Kids《キッズ》!

キレイな歯並《はなら》びを保《たも》ちたいから リテーナーは今《いま》も ちゃんとつけてます！

白井康裕《しらいやすひろ》くん（中学《ちゅうがく》3年《ねん》／15歳《さい》）

永久歯《えいきゅうし》の前歯《まえば》が生《は》えてこない!?

康裕《やすひろ》くんがお父《とう》さんといっしょに矯正歯科《きょうせいしか》に行《い》ったのは小学《しょうがく》3年生《ねんせい》のとき。上《うえ》の前歯《まえば》4本《ほん》（永《えい》久歯《きゅうし》）のうち、まん中《なか》の2本《ほん》はずっと乳歯《にゅうし》のままで、そのとなりにある1本《ぽん》は乳歯《にゅうし》が抜《ぬ》けたあと、なかなか永久歯《えいきゅうし》が生《は》えてこなかったのがその理由《りゆう》。「自分《じぶん》としてはそんなに気《き》にしてなかったんですが、ずっとこのままだと、どんどん歯並《はなら》びがガチャガチャするって先生《せんせい》にいわれたし。治《なお》すなら早《はや》いほうがいいのかなって」。

ドキドキだった抜歯《ばっし》 そのぶん、歯《は》を大事《だいじ》にしたい！

矯正歯科《きょうせいしか》での検査《けんさ》で「歯《は》の数《かず》がふつうより多《おお》い（過剰歯《かじょうし》）」ために、よぶんな歯《は》が永久歯《えいきゅうし》の生《は》えるのをジャマしているとわかった康裕《やすひろ》くん。冬休《ふゆやす》みを利用《りよう》して、よぶんな歯《は》を抜《ぬ》く手術《しゅじゅつ》を病院《びょういん》で受《う》けることに。「手術《しゅじゅつ》の日《ひ》はちょうどぼくの9歳《さい》の誕生日《たんじょうび》だったから、よくおぼえてます。麻酔《ますい》するから痛《いた》みはなかったけど、手術《しゅじゅつ》の前《まえ》は緊張《きんちょう》しました！ こわかったなあ」。

そんな手術《しゅじゅつ》もぶじ終了《しゅうりょう》。その後《ご》は順調《じゅんちょう》に治療《ちりょう》を続《つづ》けて、早期《そうき》治療《ちりょう》は小学《しょうがく》6年生《ねんせい》で終《お》わり、今《いま》は3カ月《げつ》に一度《いちど》、矯正歯科《きょうせいしか》で咬《か》み合《あ》わせのチェックを受《う》けているところ。「治療中《ちりょうちゅう》は歯《は》みがきが面倒《めんどう》って思《おも》ったこともあるけど、治療《ちりょう》をしたことで自分《じぶん》の歯《は》を大《だい》事《じ》にしようって思《おも》えたのはよかったと思《おも》います」。リテーナー（76ページ）も毎日《まいにち》きちんとつけて、キレイな歯並《はなら》びをキープ中《ちゅう》！

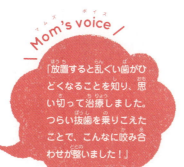

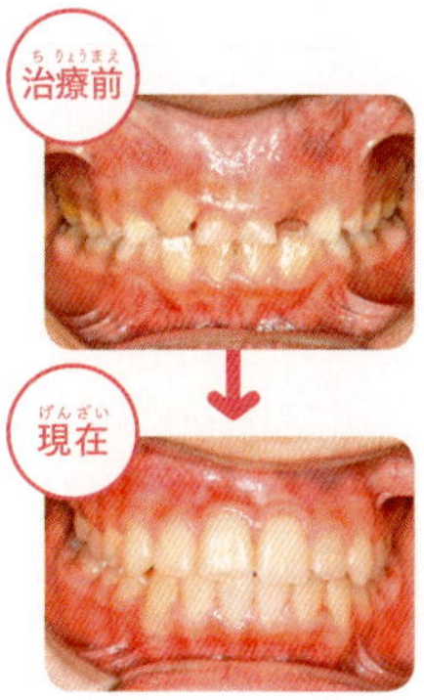

Mom's voice《マムズ ボイス》

「放置《ほうち》すると乱《らん》ぐい歯《ば》がひどくなることを知《し》り、思《おも》い切《き》って治療《ちりょう》しました。つらい抜歯《ばっし》を乗《の》りこえたことで、こんなに咬《か》み合《あ》わせが整《ととの》いました！」

康裕《やすひろ》くんのお手入れグッズ

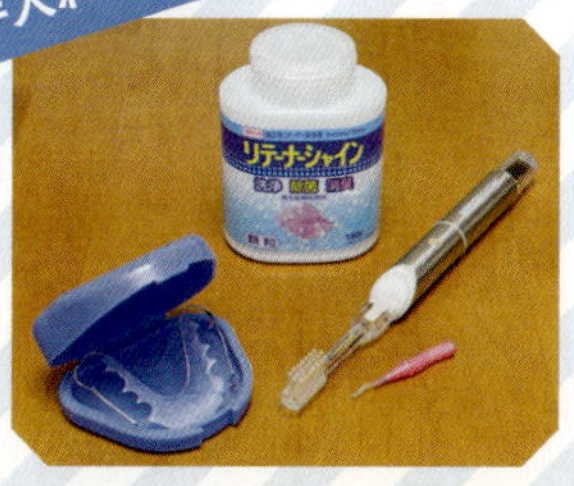

リテーナー（左端《ひだりはし》）は、専用《せんよう》の洗浄剤《せんじょうざい》を水《みず》にとかして毎日《まいにち》キレイに。歯《は》も、電動《でんどう》歯《は》ブラシと歯間《しかん》ブラシ（右端《みぎはし》）でていねいにみがくのが習慣《しゅうかん》になったのだとか。

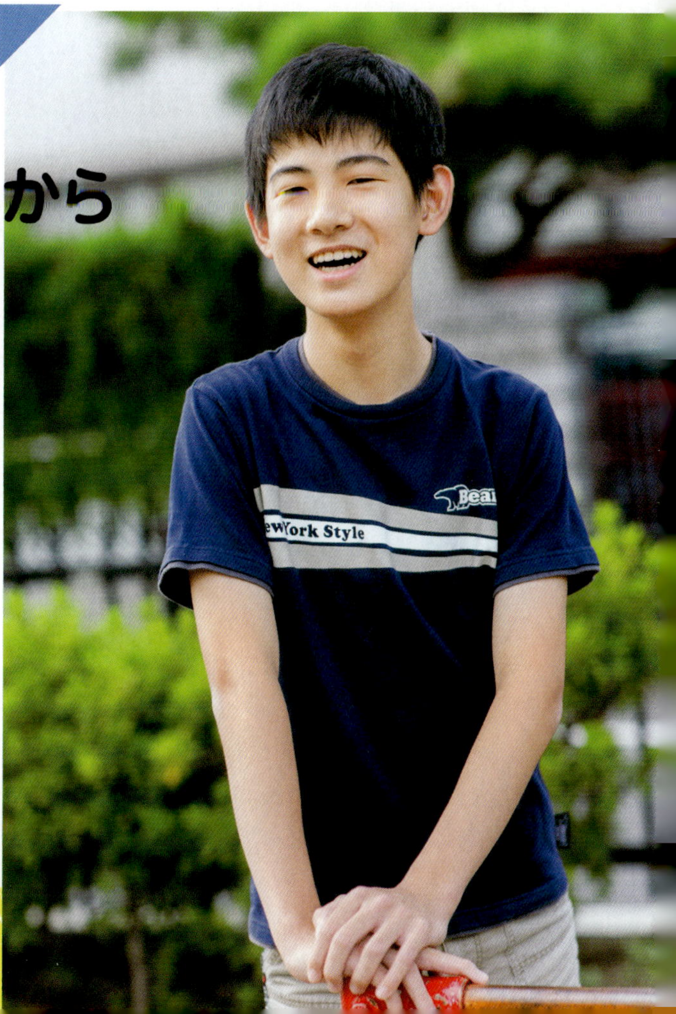

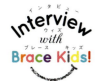

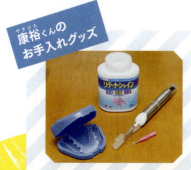

Interview《インタビュー》 with《ウィズ》 Brace《ブレース》 Kids《キッズ》!

治療《ちりょう》の途中《とちゅう》でお引《ひ》っ越《こ》しでも、問題《もんだい》はなし!

大西寧生《おおにしねお》さん（中学《ちゅうがく》3年《ねん》／ 15歳《さい》）

治療《ちりょう》をはじめたあと北海道《ほっかいどう》から関東《かんとう》へ

白《しろ》くてキレイな歯並《はなら》びの寧生《ねお》さん。でも治療前《ちりょうまえ》は「受《う》け口《ぐち》で歯《は》並《なら》びも悪《わる》くて積極的《せっきょくてき》に口《くち》を開《あ》けて笑《わら》えなくって。それに前歯《まえば》でものがかみ切《き》れなかったから、おはしで切《き》ってから口《くち》に入《い》れて、奥歯《おくば》でかんでました」。そんな小学《しょうがく》2年生《ねんせい》のとき、お母《かあ》さんのすすめで地元《じもと》・札幌《さっぽろ》の矯正歯科《きょうせいしか》へ。「知《し》らないうちに舌《した》で歯《は》を押《お》すクセもあったみたいでMFT《エムエフティー》（48ページ）をしながら治療《ちりょう》をはじめたんです」。でも小学《しょうがく》5年生《ねんせい》で埼玉県《さいたまけん》に引《ひ》っ越《こ》すことに。矯正歯科《きょうせいしか》の先生《せんせい》に新居《しんきょ》から通《かよ》いやすい別《べつ》の矯正歯科《きょうせいしか》を紹介《しょうかい》してもらったものの、なかなか行《い》けずに1年《ねん》も間《あいだ》があいてしまったのだとか。

あきらめずに続《つづ》けてやっぱりよかった!!

「ほんとは毎日《まいにち》やらなきゃいけないMFT《エムエフティー》も、その1年間《ねんかん》はつい忘《わす》れがちで……」。このままじゃダメだと、小学《しょうがく》6年《ねん》のときに思《おも》い直《なお》して、紹介《しょうかい》されていた東京都《とうきょうと》の矯正歯科《きょうせいしか》へ。間《あいだ》があいたことで少《すこ》し治療期間《ちりょうきかん》はのびたけど、途中《とちゅう》で治療先《ちりょうさき》が変《か》わったことでのトラブルもなく、中学《ちゅうがく》2年生《ねんせい》で本格治療《ほんかくちりょう》もぶじ終了《しゅうりょう》!「今《いま》では前歯《まえば》でかみ切《き》れるし、歯《は》並《なら》びを気《き》にせず笑《わら》えるのがうれしい。あきらめずに最後《さいご》までがんばってほんとによかった!」。続《つづ》けるってやっぱり大切《たいせつ》なんだね。

ピアノが得意《とくい》で、将来《しょうらい》は音楽《おんがく》の道《みち》に進《すす》みたいという寧生《ねお》さん、キレイな歯並《はなら》びで未来《みらい》の夢《ゆめ》をかなえてね!

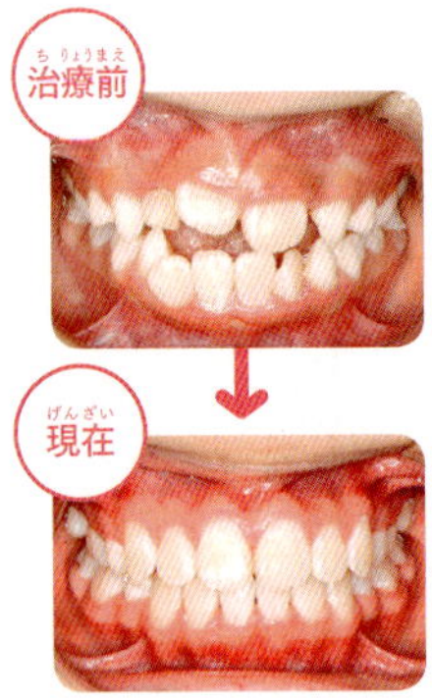

Mom's《マムズ》 voice《ボイス》

「転居後《てんきょご》、1年《ねん》のブランクはあったものの、経《けい》験豊富《けんほうふ》な矯正歯科医《きょうせいしかい》のもとで安心《あんしん》して治療《ちりょう》できました」

寧生《ねお》さんのお手入れグッズ

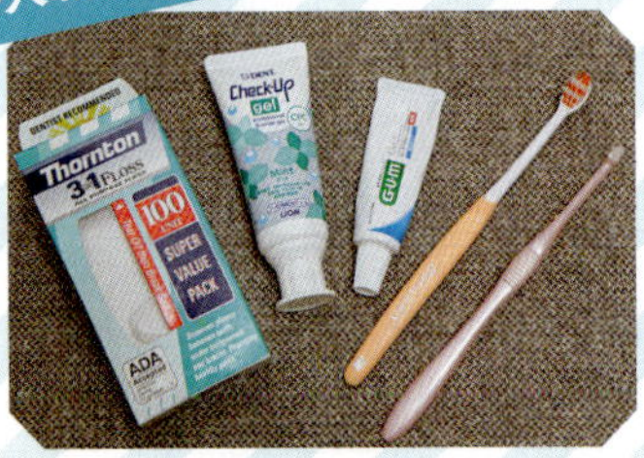

2種類《しゅるい》の歯《は》ブラシで歯《は》みがきしたあと、フロス（左端《ひだりはし》）で下《した》の前歯裏《まえばうら》についているリテーナーまわりをキレイにおそうじするんだって!

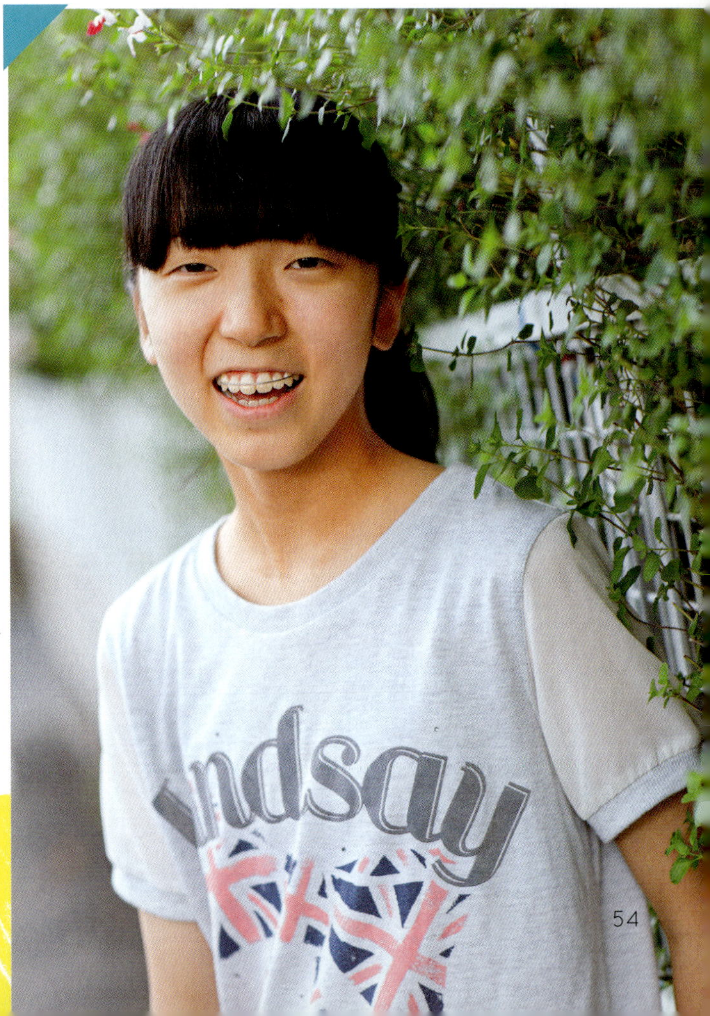

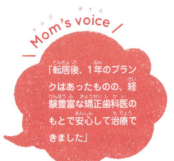

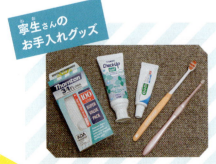

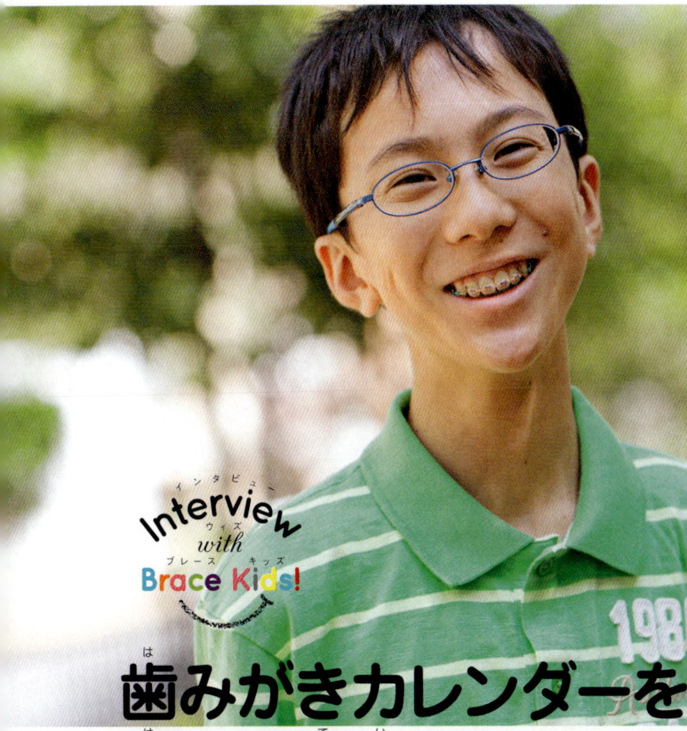

Interview《インタビュー》 with《ウィズ》 Brace《ブレース》 Kids《キッズ》!

歯《は》みがきカレンダーをつくって 歯《は》のお手《て》入《い》れもバッチリ!!

山本俊太朗《やまもとしゅんたろう》くん（中学《ちゅうがく》1年《ねん》／ 13 歳《さい》）

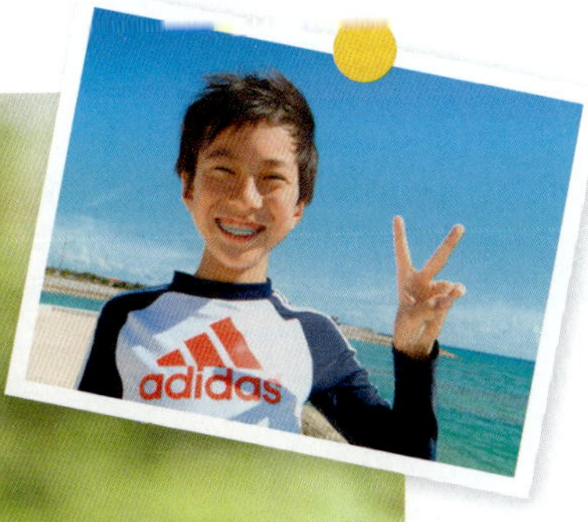

俊太朗《しゅんたろう》くんの笑顔《えがお》は第《だい》9回《かい》「ブレース スマイル コンテスト」最優秀賞《さいゆうしゅうしょう》を獲得《かくとく》！ このときはエメラルドグリーンのカラーゴム。

俊太朗《しゅんたろう》くんのお手入れグッズ

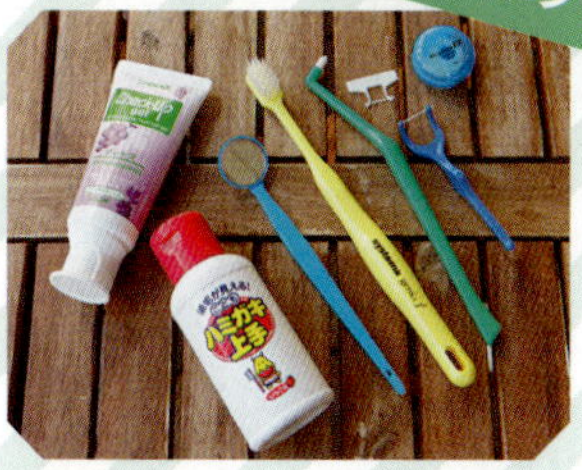

2種類《しゅるい》の歯《は》ブラシとフロス（右《みぎ》）のほかにデンタルミラーや染《そ》め出《だ》し液《えき》で歯《は》をチェック！ 仕上《しあ》げはフッ素《そ》ジェル（左端《ひだりはし》）で歯《は》をコーティング。

診察台《しんさつだい》ではリラックスして つい眠《ねむ》っちゃう!?

小学《しょうがく》3年生《ねんせい》くらいから前歯《まえば》が前《まえ》に出《で》はじめたという俊太朗《しゅんたろう》くん。お母《かあ》さんはそれが気《き》になっていたそうだけど、「ぼくはぜんぜん」。でも小学《しょうがく》4年生《ねんせい》のとき、学校《がっこう》から〈歯列《しれつ》に問題《もんだい》あり〉という紙《かみ》をもらったのがきっかけで、矯正歯科《きょうせいしか》へ。「そのころ、クラスでも何人《なんにん》かは矯正《きょうせい》していたし、治療《ちりょう》するのはイヤじゃなかった。むし歯《ば》の治療《ちりょう》なら痛《いた》いけど、矯《きょう》正《せい》はそんなに痛《いた》くもないし」。そのことばどおり、矯正歯科《きょうせいしか》ではついリラックスして、診察台《しんさつだい》で眠《ねむ》っちゃうこともあるんだって！

カラーゴムの色《いろ》を選《えら》ぶのが 毎月《まいつき》の楽《たの》しみ！

そんな俊太朗《しゅんたろう》くん、治療《ちりょう》がスタートしてからは「歯《は》みがきカレンダー」をつくって、毎日《まいにち》熱《ねっ》心《しん》に歯《は》のお手《て》入《い》れをするように。「早期治療《そうきちりょう》のときは染《そ》め出《だ》し液《えき》（47ページ）も使《つか》って、みがき残《のこ》しをチェックしていましたよ」。

おかげでこれまでむし歯《ば》は1本《ぽん》もなし！ 治療《ちりょう》も順調《じゅんちょう》に進《すす》み、小《しょう》学《がく》6年生《ねんせい》の秋《あき》に約《やく》2年続《ねんつづ》いた早《そう》期治療《きちりょう》が終了《しゅうりょう》、中学《ちゅうがく》1年生《ねんせい》の4月《がつ》からはマルチブラケット（76ページ）での本格治療《ほんかくちりょう》がスタート。今《いま》はブラケットにつけるカラーゴム（76ページ）の色《いろ》を毎回《まいかい》かえるのが楽《たの》しいんだって。この日《ひ》もオレンジとグリーンでおしゃれにコーディネートしていたよ。「クリスマスの前《まえ》は赤《あか》と緑《みどり》とか、季節《きせつ》に合《あ》う色《いろ》を選《えら》びます」。治療《ちりょう》を前向《まえむ》きに楽《たの》しむのが、いい結《けっ》果《か》を出《だ》す秘訣《ひけつ》なんだね!!

治療前《ちりょうまえ》

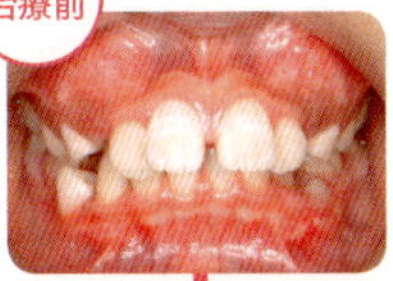

現在《げんざい》

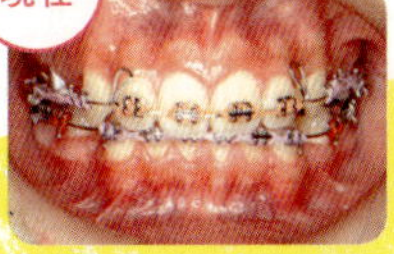

Mom's《マムズ》 voice《ボイス》

「安定《あんてい》した咬《か》み合《あ》わせは健康《けんこう》の源《みなもと》。俊太朗《しゅんたろう》も昔《むかし》は口《くち》呼吸《こきゅう》でしたが、今《いま》は口《くち》を自然《しぜん》に閉《と》じられるようになりました」

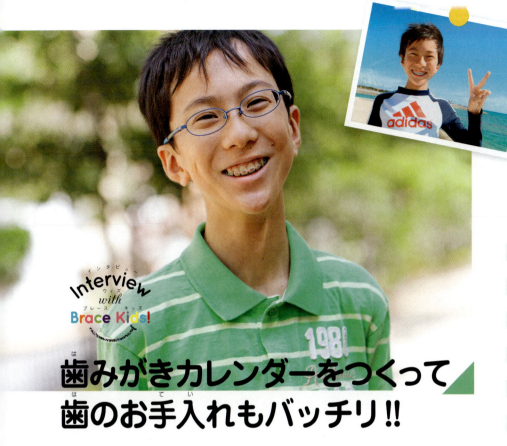

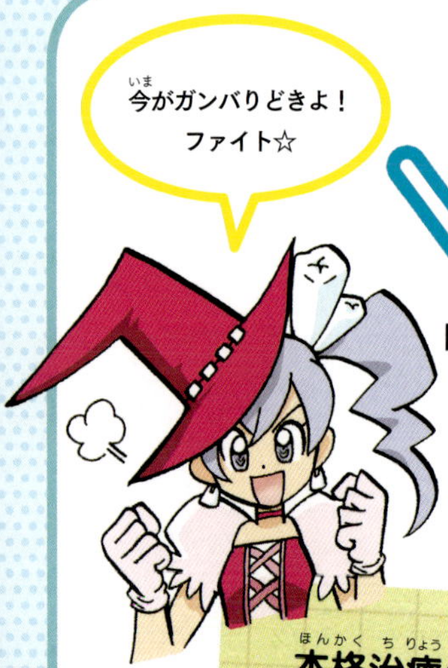
今《いま》がガンバりどきよ！
ファイト☆

クイズマスターへの道《みち》

★★★

中級編《ちゅうきゅうへん》

Part《パート》 2《ツー》では、矯正歯科治療中《きょうせいしかちりょうちゅう》の歯並《はなら》びの変化《へんか》や歯《は》のお手入《てい》れなどについて紹介《しょうかい》したよ。ちゃんとおぼえているか、チェックしよう！
3つの中《なか》から、正《ただ》しい番号《ばんごう》を一《ひと》つ選《えら》んでね。

Q1

本格治療《ほんかくちりょう》のあとにリテーナーを使《つか》うのはなぜ？

❶歯並《はなら》びを整《ととの》えたあと、安定《あんてい》させるため
❷治療後《ちりょうご》の歯《は》をむし歯《ば》から守《まも》るため
❸おしゃれのため

Q2

むし歯予防《ばよぼう》におすすめの歯《は》みがき剤《ざい》は？

❶フッ素《そ》やキシリトールが配合《はいごう》されていないもの
❷フッ素《そ》やキシリトールが配合《はいごう》されたもの
❸売《う》られているものならどれを使《つか》っても同《おな》じ

Q3

正《ただ》しい歯《は》みがきの方法《ほうほう》は？

❶歯《は》ブラシを強《つよ》くにぎって、強《つよ》い力《ちから》で1本《ぽん》ずつゴシゴシと歯《は》をみがく
❷歯《は》ブラシを軽《かる》くにぎって、歯《は》の何本《なんほん》かをまとめて一直線《いっちょくせん》にみがく
❸歯《は》ブラシを軽《かる》くにぎって、プルプルと小《こ》きざみにみがく

Q4

舌癖《ぜつへき》の説明《せつめい》で正《ただ》しいのはどれ？

❶熱《あつ》いものを食《た》べたり飲《の》んだりするのが苦手《にがて》な人《ひと》のこと
❷口《くち》を開《あ》けて上下《じょうげ》の前歯《まえば》の間《あいだ》に舌《した》をはさんだり、歯《は》を舌《した》で裏側《うらがわ》から押《お》したりするクセのこと
❸舌《した》を左右《さゆう》に動《うご》かしたり、舌《した》の先《さき》をくるっと丸《まる》めたり、舌《した》の動《うご》きがよすぎること

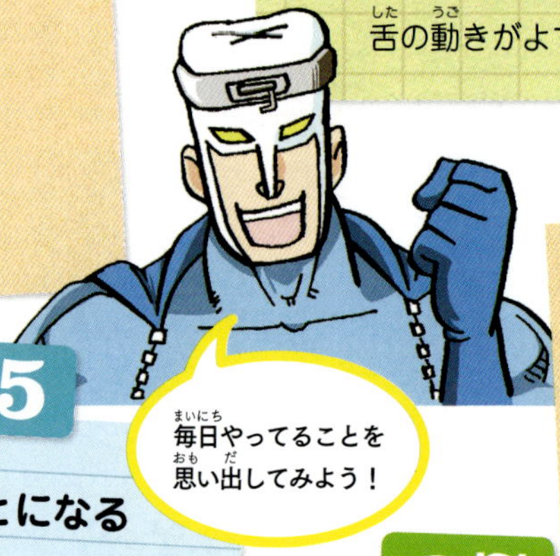
毎日《まいにち》やってることを
思《おも》い出《だ》してみよう！

Q5

舌癖《ぜつへき》のある子《こ》が治療中《ちりょうちゅう》に行《おこな》うことになるMFT《エムエフティー》、その目的《もくてき》は？

❶舌《した》に力《ちから》をつけて、好《す》ききらいをなくすため
❷舌《した》の動《うご》きをよくして、早《はや》く食《た》べられるようにするため
❸舌《した》や口《くち》のまわりの筋肉《きんにく》に力《ちから》をつけて、舌《した》を正《ただ》しく使《つか》えるようにするため

Q6

舌《した》の指定席《していせき》「スポット」はどこにある？

❶下《した》の前歯《まえば》のつけ根《ね》あたり
❷上《うわ》あごの中心《ちゅうしん》あたり
❸上《うえ》の前歯《まえば》裏側《うらがわ》のつけ根《ね》の少《すこ》し内側《うちがわ》あたり

Q7

歯《は》ブラシの持《も》ち方《かた》で正《ただ》しいのはどれ？

❶エンピツをにぎるように持《も》つ
❷グーのカタチでにぎりしめる
❸両手《りょうて》で持《も》つ

Q1❶ Q2❷ Q3❸ Q4❷ Q5❸ Q6❸ Q7❶

Part《パート》 3《スリー》

本格治療《ほんかくちりょう》を のぞいてみよう

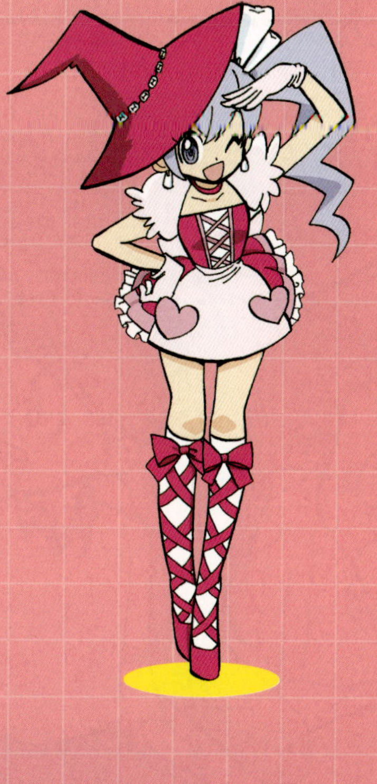

早期治療《そうきちりょう》を卒業《そつぎょう》して
全部《ぜんぶ》の歯《は》が永久歯《えいきゅうし》に生《は》えかわってから
はじめることになるのが本格治療《ほんかくちりょう》。
ここでは、本格治療《ほんかくちりょう》とはどういうものか、
そして、なんでもよくかめるキレイな歯並《はなら》びや
咬《か》み合《あ》わせはなぜ大切《たいせつ》なのかを、
本格治療《ほんかくちりょう》を受《う》けているせんぱいや、
海外《かいがい》のこどもたちの声《こえ》をとおして紹介《しょうかい》するよ！

ユウタの大冒険《だいぼうけん》

「ほんとうの冒険《ぼうけん》はこれからだ！」の巻《まき》

まんが 大岩《おおいわ》ピュン

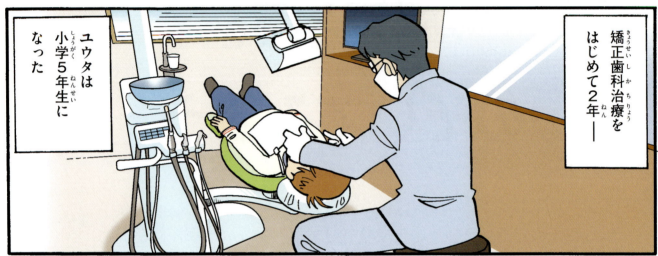

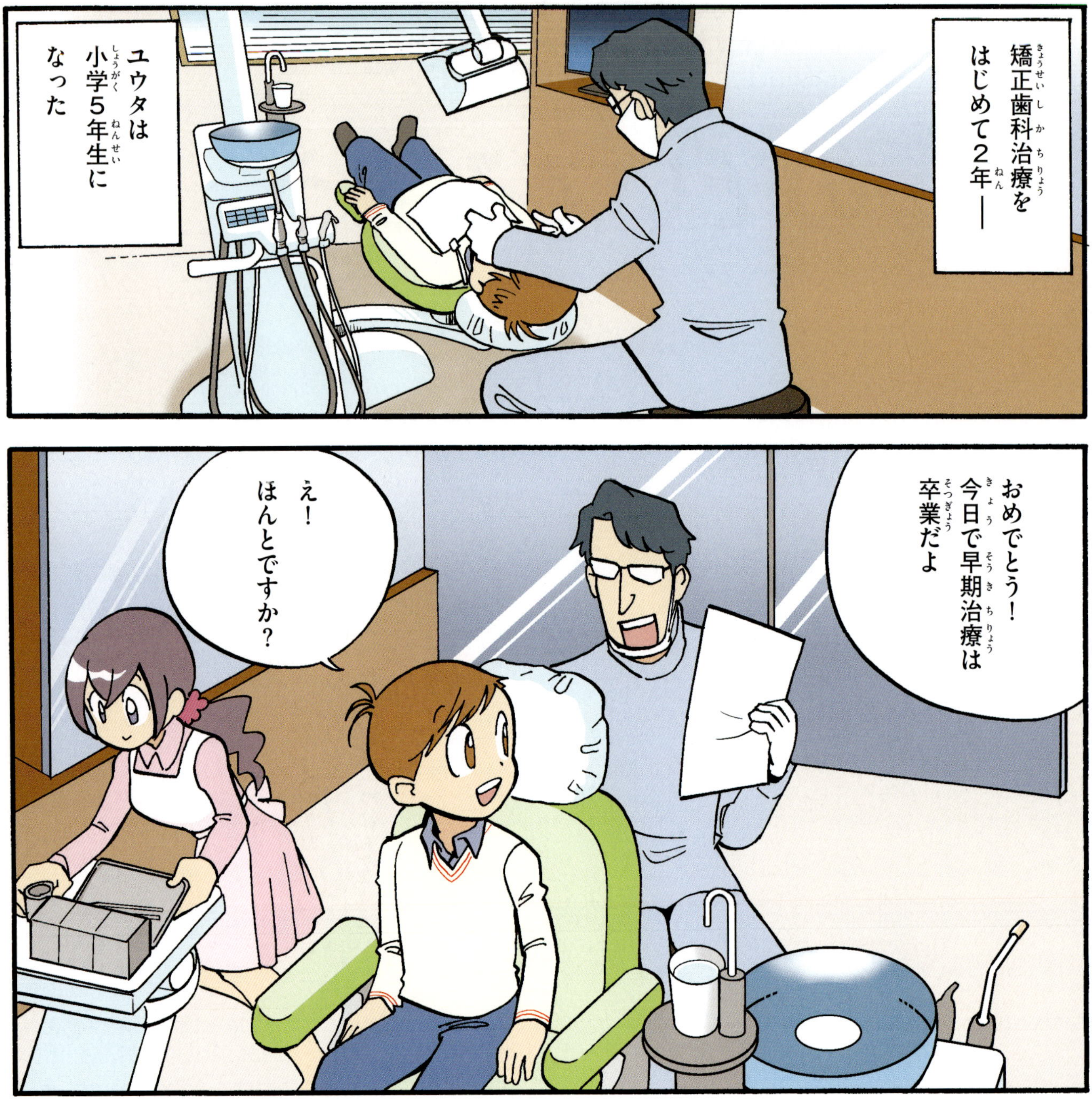

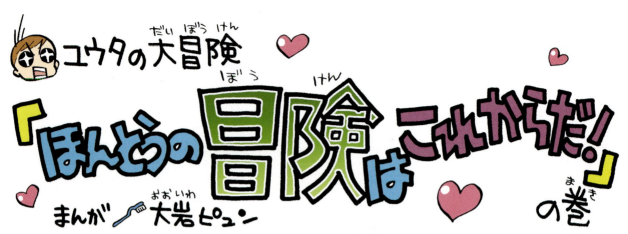

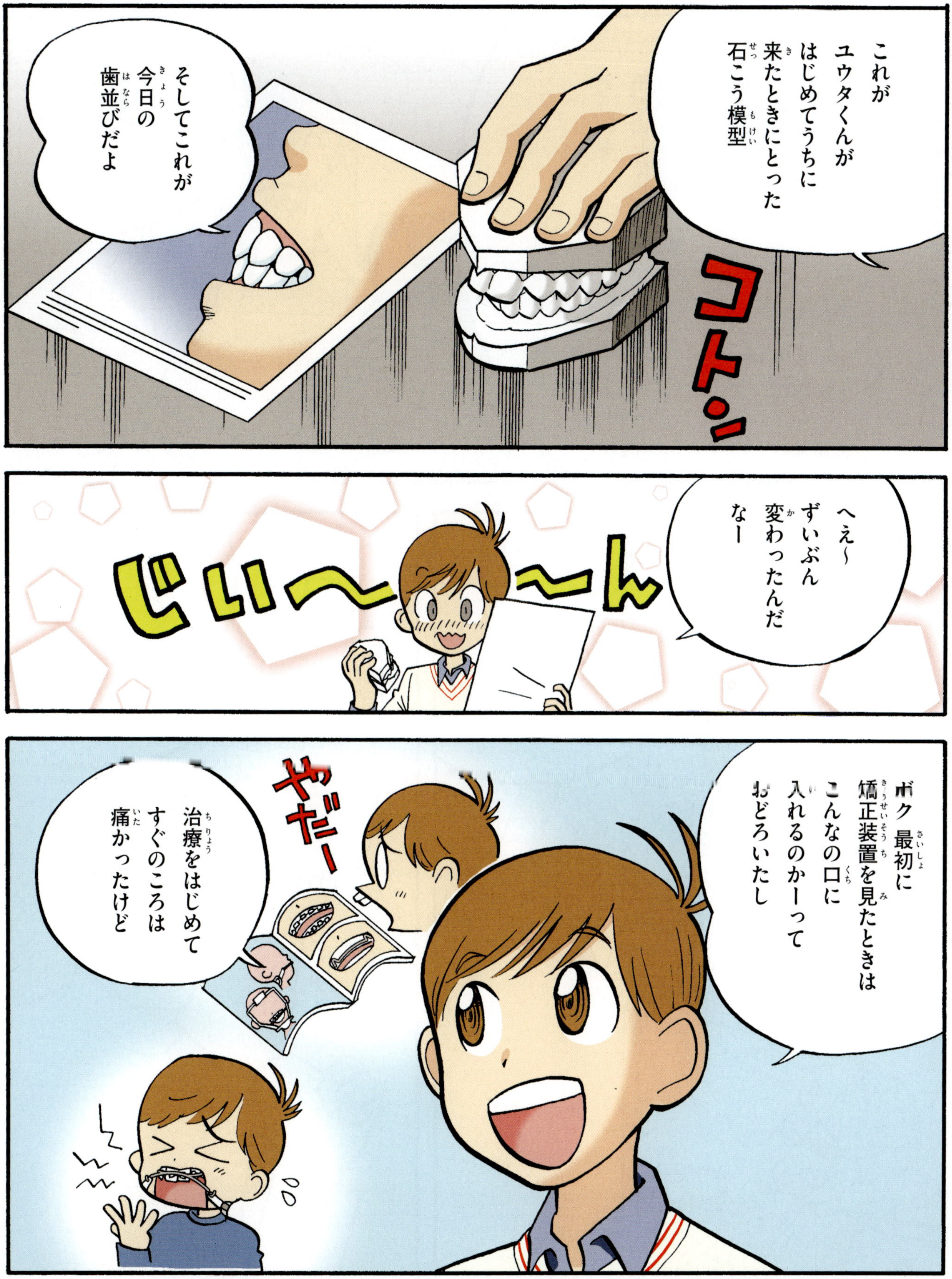
これが
ユウタくんが
はじめてうちに
来《き》たときにとった
石《せっ》こう模型《もけい》
コトン
そしてこれが
今日《きょう》の
歯《は》並《なら》びだよ
へえ～
ずいぶん
変《か》わったんだ
なー
じい～～ん
ボク最初《さいしょ》に
矯正装置《きょうせいそうち》を見《み》たときは
こんなの口《くち》に
入《い》れるのかーって
おどろいたし
やだー
治療《ちりょう》をはじめて
すぐのころは
痛《いた》かったけど

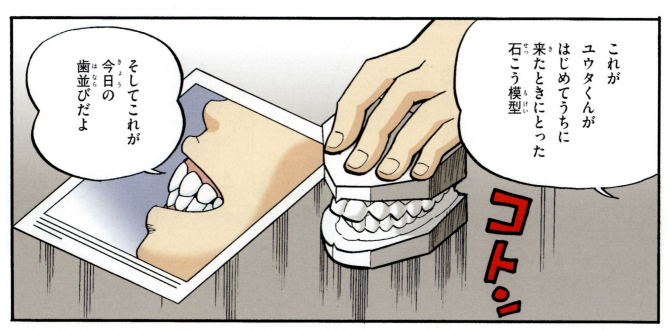

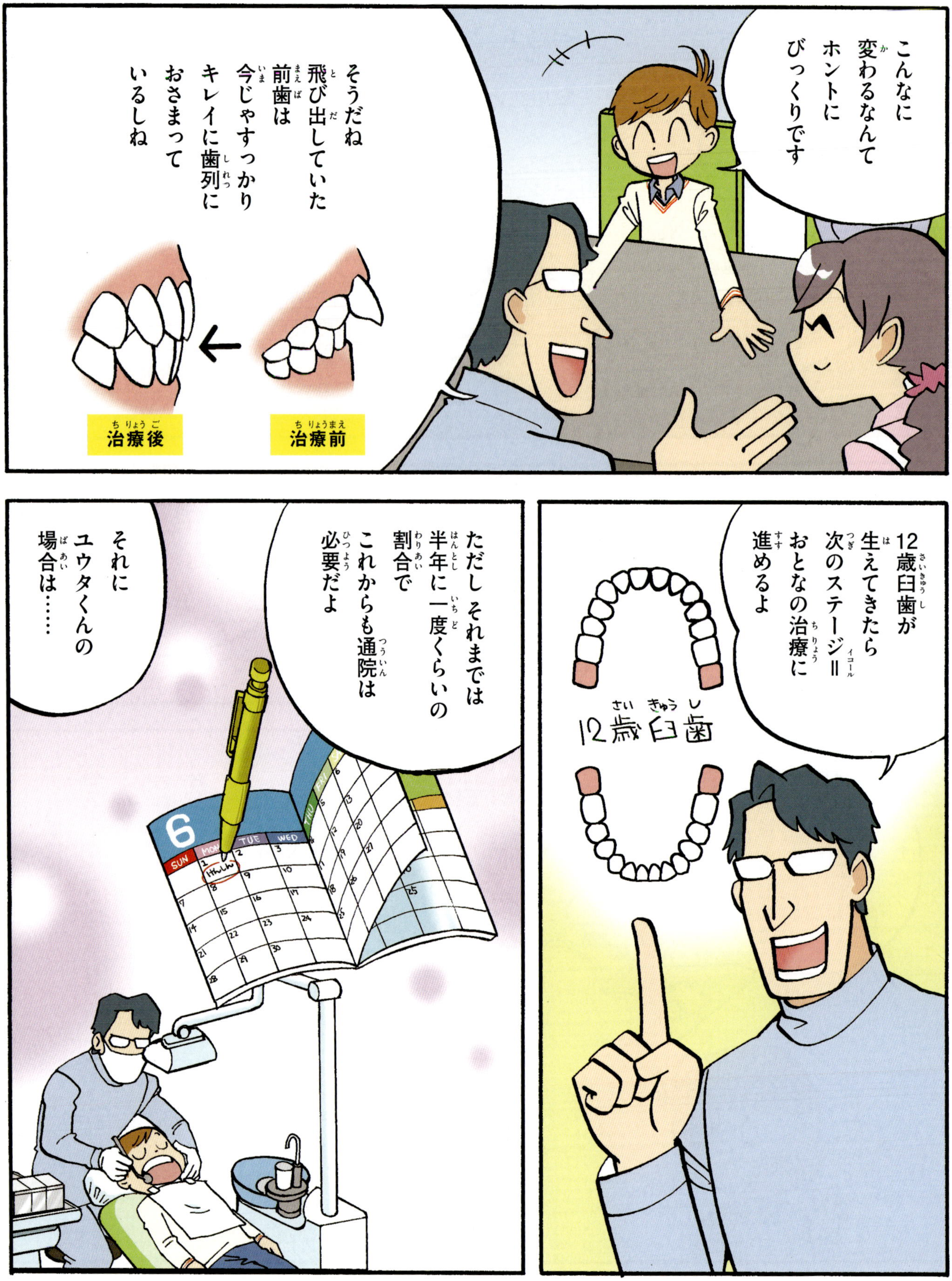
こんなに変《か》わるなんてホントにびっくりです
そうだね飛《と》び出《だ》していた前歯《まえば》は今《いま》じゃすっかりキレイに歯列《しれつ》におさまっているしね
治療前《ちりょうまえ》
治療後《ちりょうご》
12歳臼歯《さいきゅうし》が生《は》えてきたら次《つぎ》のステージ＝《イコール》おとなの治療《ちりょう》に進《すす》めるよ
12歳臼歯《さいきゅうし》
ただし　それまでは半年《はんとし》に一度《いちど》くらいの割合《わりあい》でこれからも通院《つういん》は必要《ひつよう》だよ
それにユウタくんの場合《ばあい》は……
6
SUN
MON
TUE
WED
けんしん

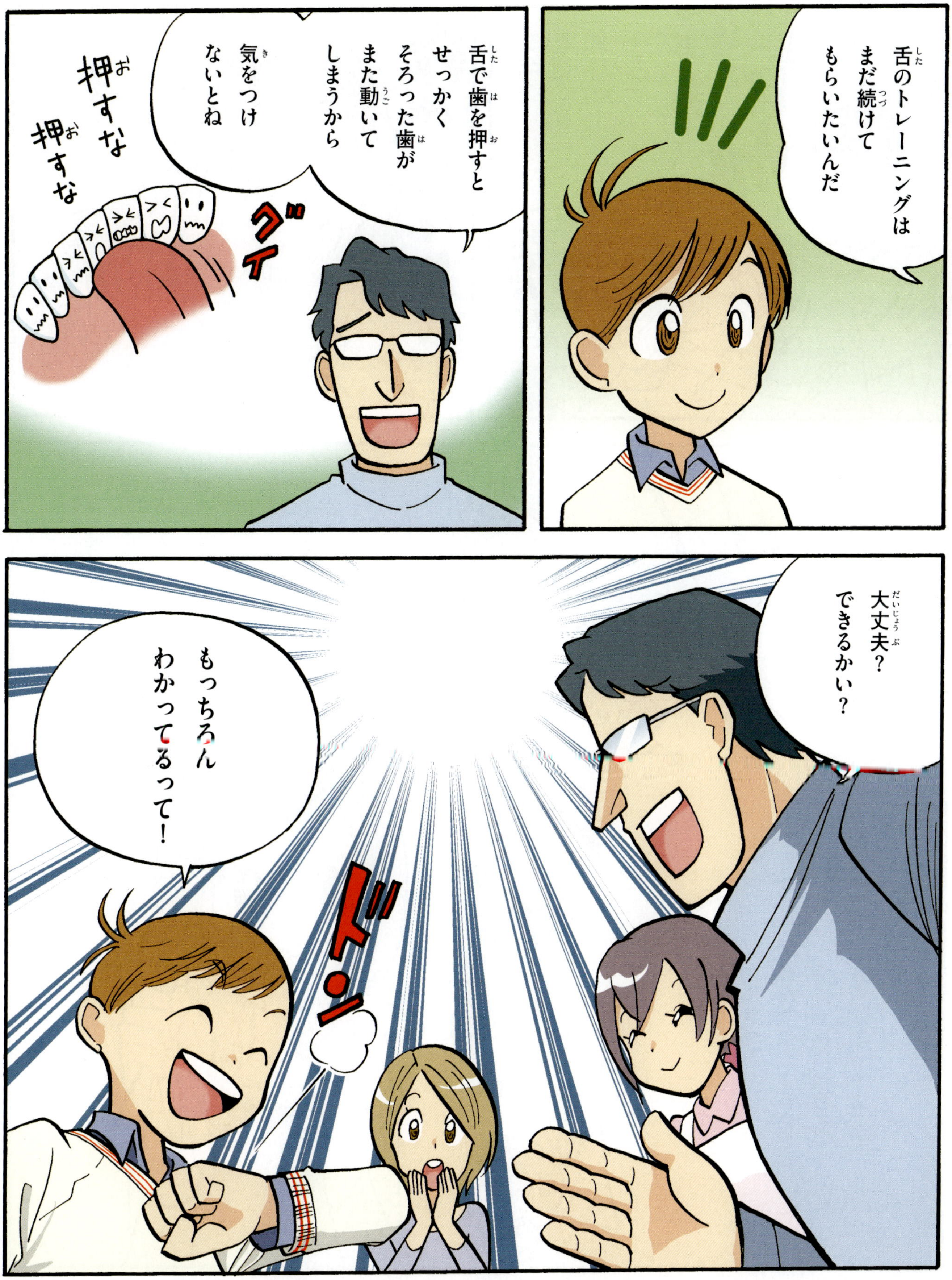
舌《した》のトレーニングはまだ続《つづ》けてもらいたいんだ
舌《した》で歯《は》を押《お》すとせっかくそろった歯《は》がまた動《うご》いてしまうから気《き》をつけないとね
グイ
押《お》すな 押《お》すな
大丈夫《だいじょうぶ》？できるかい？
もっちろんわかってるって！
ドン

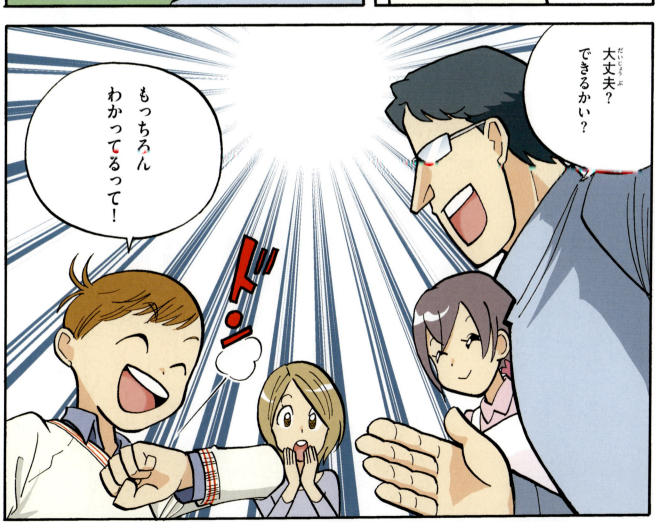

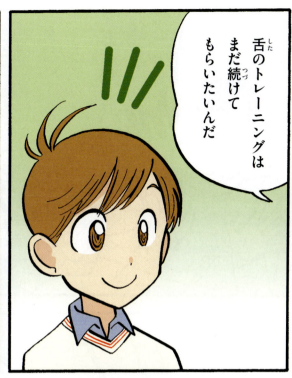

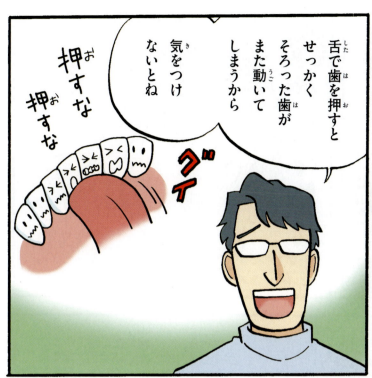

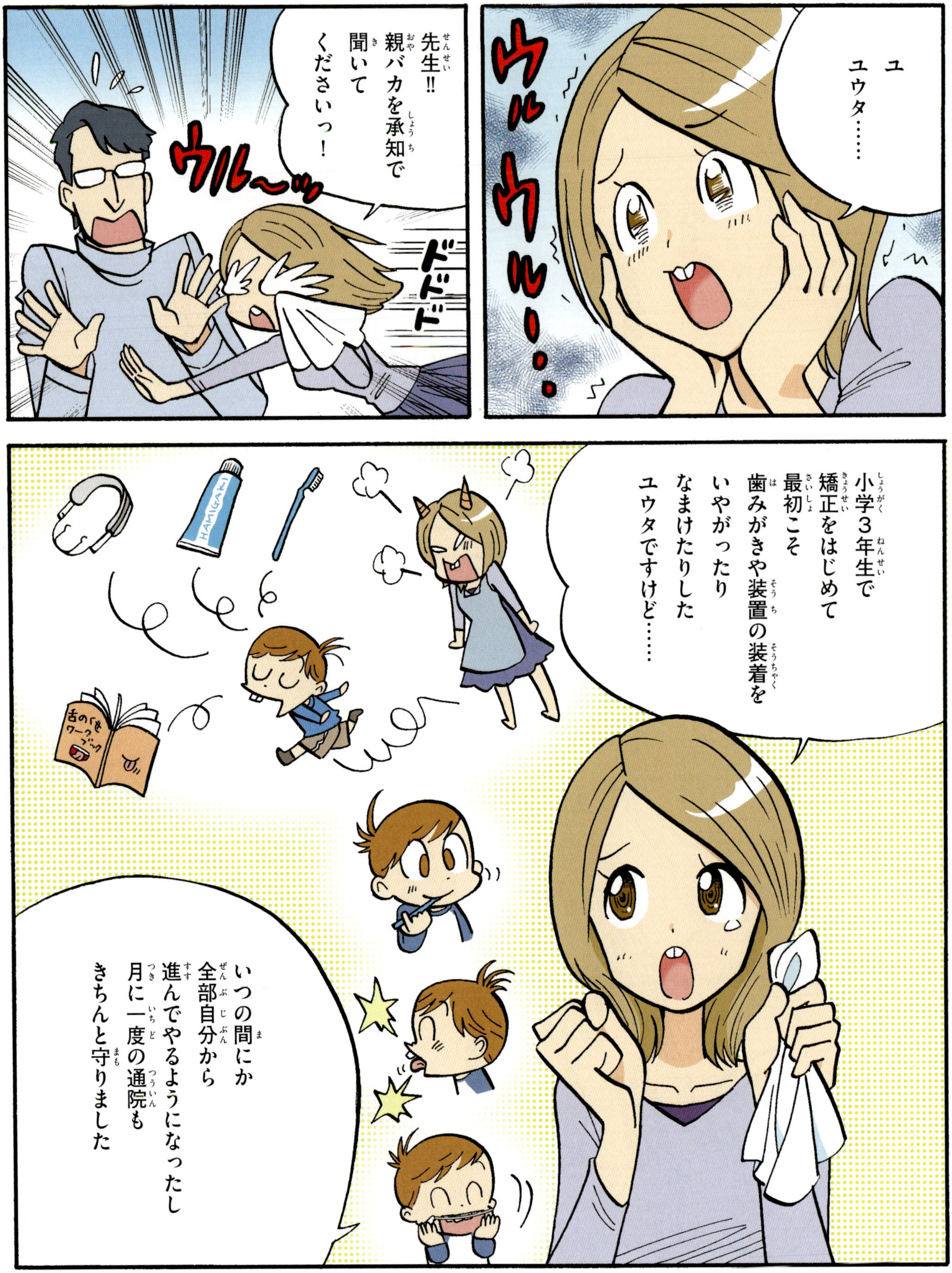

ユ ユウタ……
ウルウル‥‥
先生《せんせい》!! 親《おや》バカを承知《しょうち》で聞《き》いてくださいっ!
ウル〜ッ
ドドドド
小学《しょうがく》3年生《ねんせい》で矯正《きょうせい》をはじめて最初《さいしょ》こそ歯《は》みがきや装置《そうち》の装着《そうちゃく》をいやがったりなまけたりしたユウタですけど……
HAMIGAKI
舌のくせワークブック
いつの間《ま》にか全部《ぜんぶ》自分《じぶん》から進《すす》んでやるようになったし月《つき》に一度《いちど》の通院《つういん》もきちんと守《まも》りました

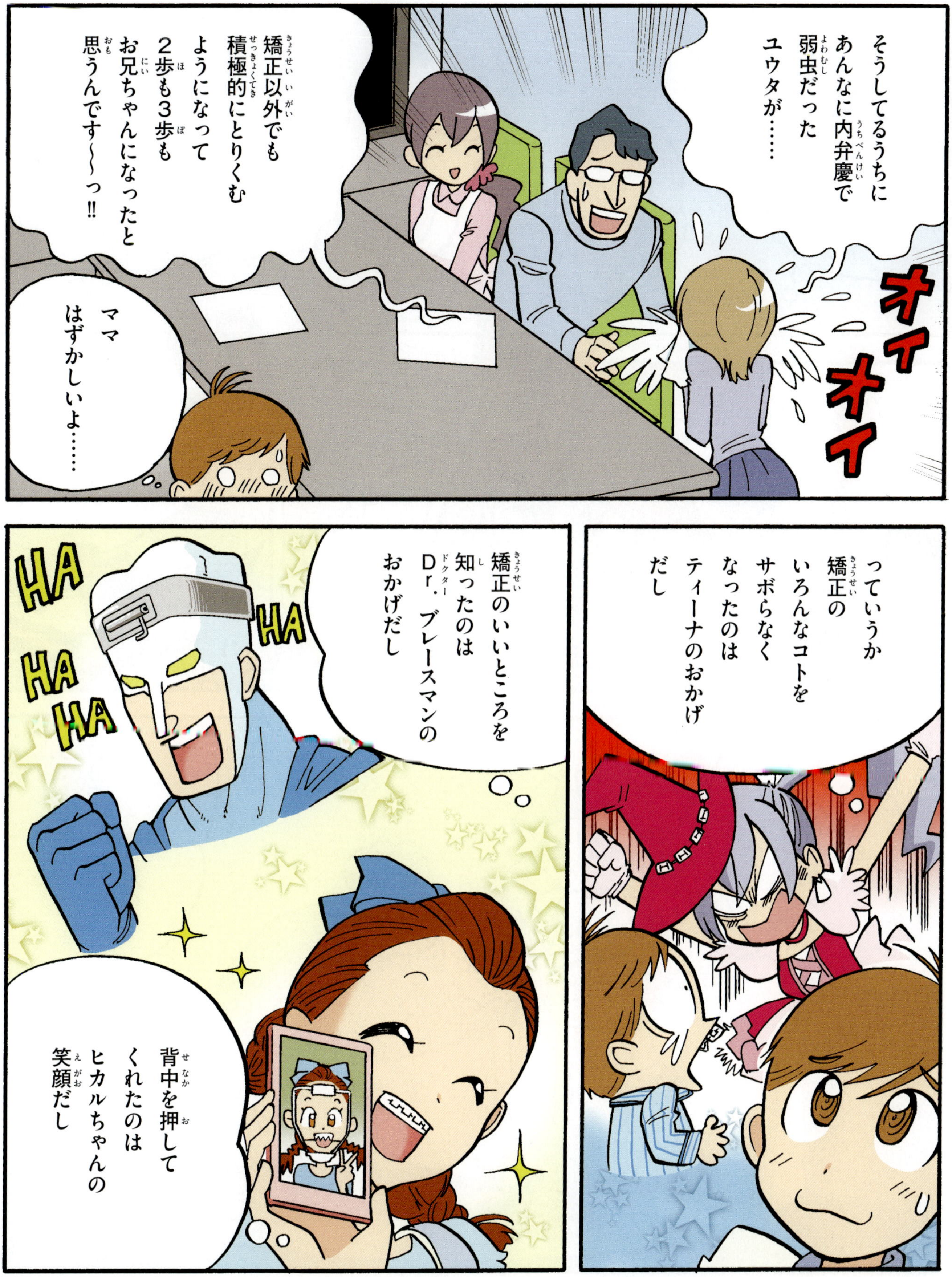
そうしてるうちに
あんなに内弁慶《うちべんけい》で
弱虫《よわむし》だった
ユウタが……
矯正《きょうせい》以外《いがい》でも
積極的《せっきょくてき》にとりくむ
ようになって
2歩《ほ》も3歩《ぼ》も
お兄《にい》ちゃんになったと
思《おも》うんです〜〜っ!!
オイオイ
ママ
はずかしいよ……
っていうか
矯正《きょうせい》の
いろんなコトを
サボらなく
なったのは
ティーナのおかげ
だし
HA HA HA HA HA
矯正《きょうせい》のいいところを
知《し》ったのは
Dr.《ドクター》 ブレースマンの
おかげだし
背中《せなか》を押《お》して
くれたのは
ヒカルちゃんの
笑顔《えがお》だし

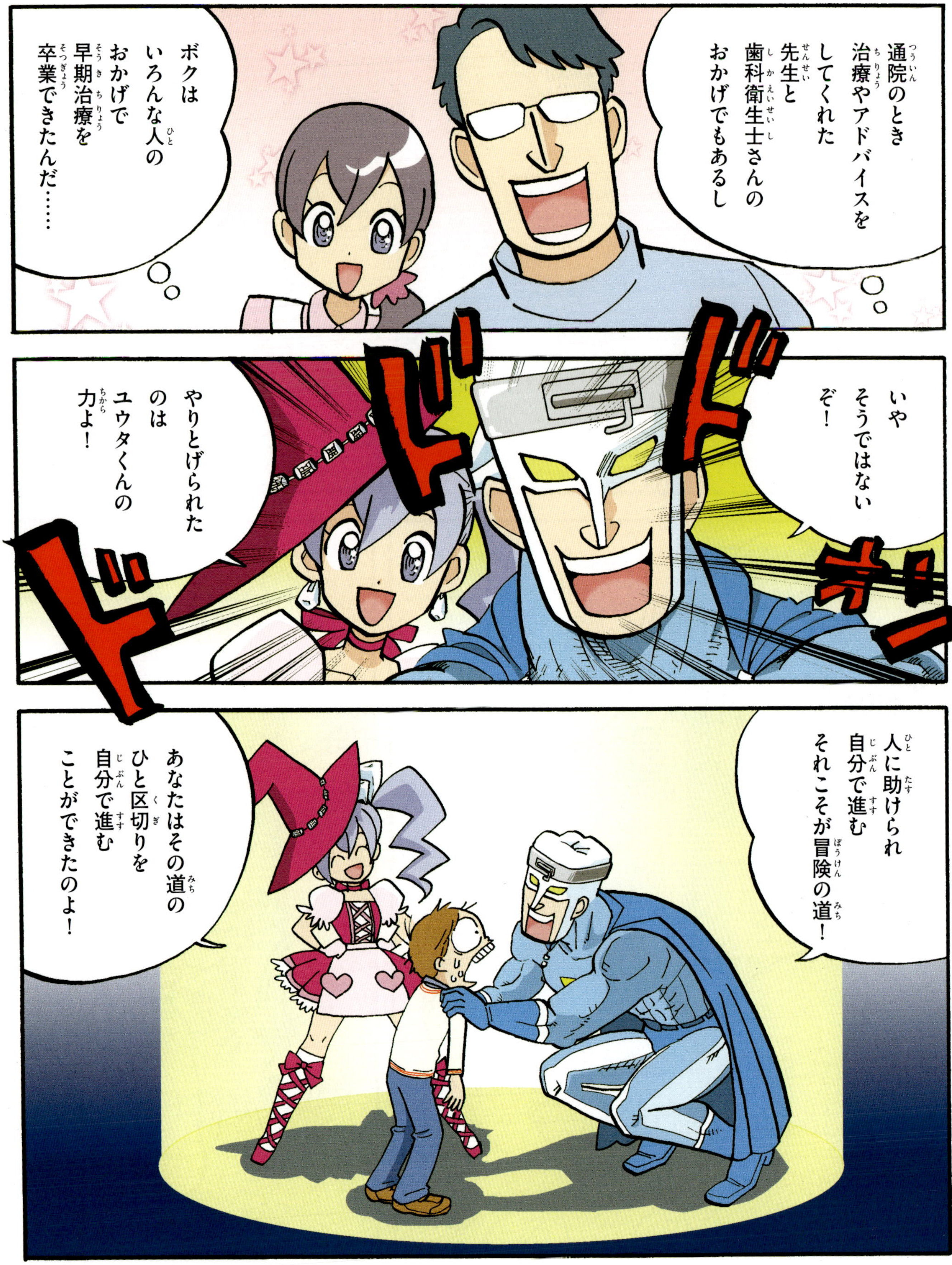

通院《つういん》のとき治療《ちりょう》やアドバイスをしてくれた先生《せんせい》と歯科衛生士《しかえいせいし》さんのおかげでもあるし
ボクはいろんな人《ひと》のおかげで早期治療《そうきちりょう》を卒業《そつぎょう》できたんだ……
いやそうではないぞ！
やりとげられたのはユウタくんの力《ちから》よ！
ドドド
人《ひと》に助《たす》けられ自分《じぶん》で進《すす》むそれこそが冒険《ぼうけん》の道《みち》！
あなたはその道《みち》のひと区切《くぎ》りを自分《じぶん》で進《すす》むことができたのよ！

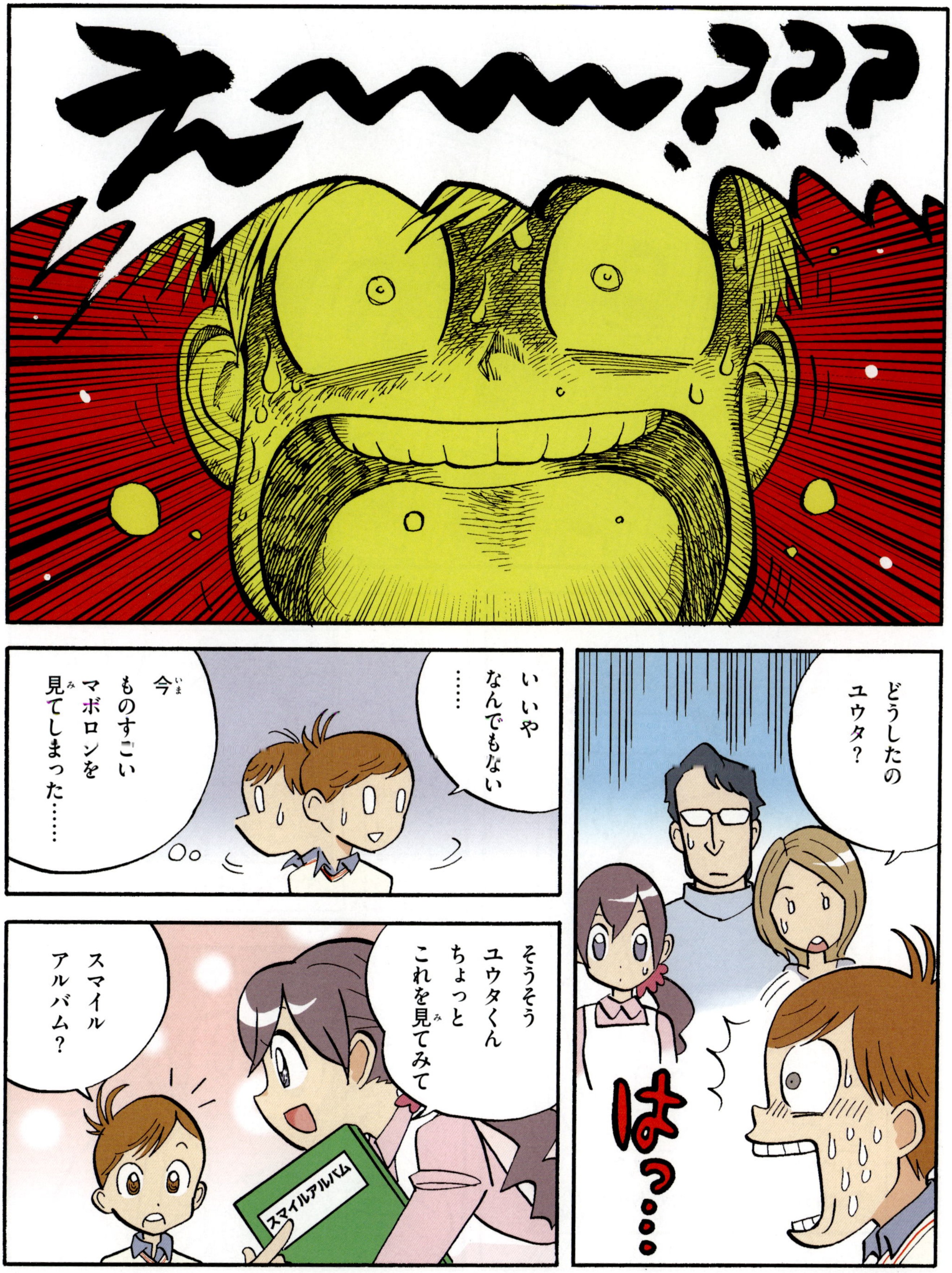
え〜〜〜???
どうしたの
ユウタ?
はっ…
いいや
なんでもない
……
今《いま》
ものすごい
マボロンを
見《み》てしまった……
そうそう
ユウタくん
ちょっと
これを見《み》てみて
スマイル
アルバム?
スマイルアルバム

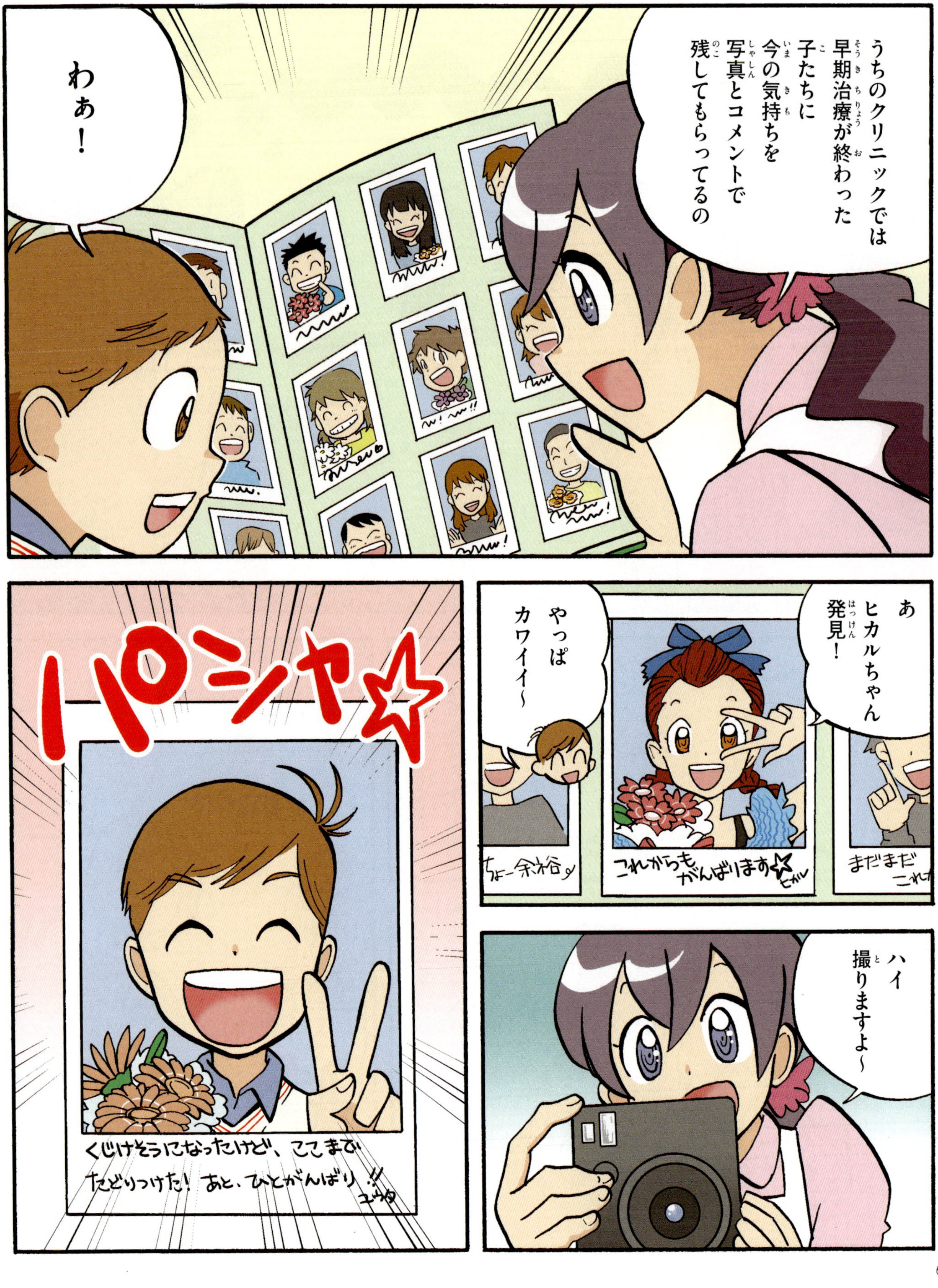

うちのクリニックでは早期治療《そうきちりょう》が終《お》わった子《こ》たちに今《いま》の気持《きも》ちを写真《しゃしん》とコメントで残《のこ》してもらってるの
わぁ!
あ ヒカルちゃん発見《はっけん》!
やっぱカワイイ〜
ちょー余裕♪
これからもがんばります☆ ヒカル
まだまだ
ハイ 撮《と》りますよ〜
パシャ☆
くじけそうになったけど、ここまでたどりつけた! あと、ひとがんばり!! ユウタ

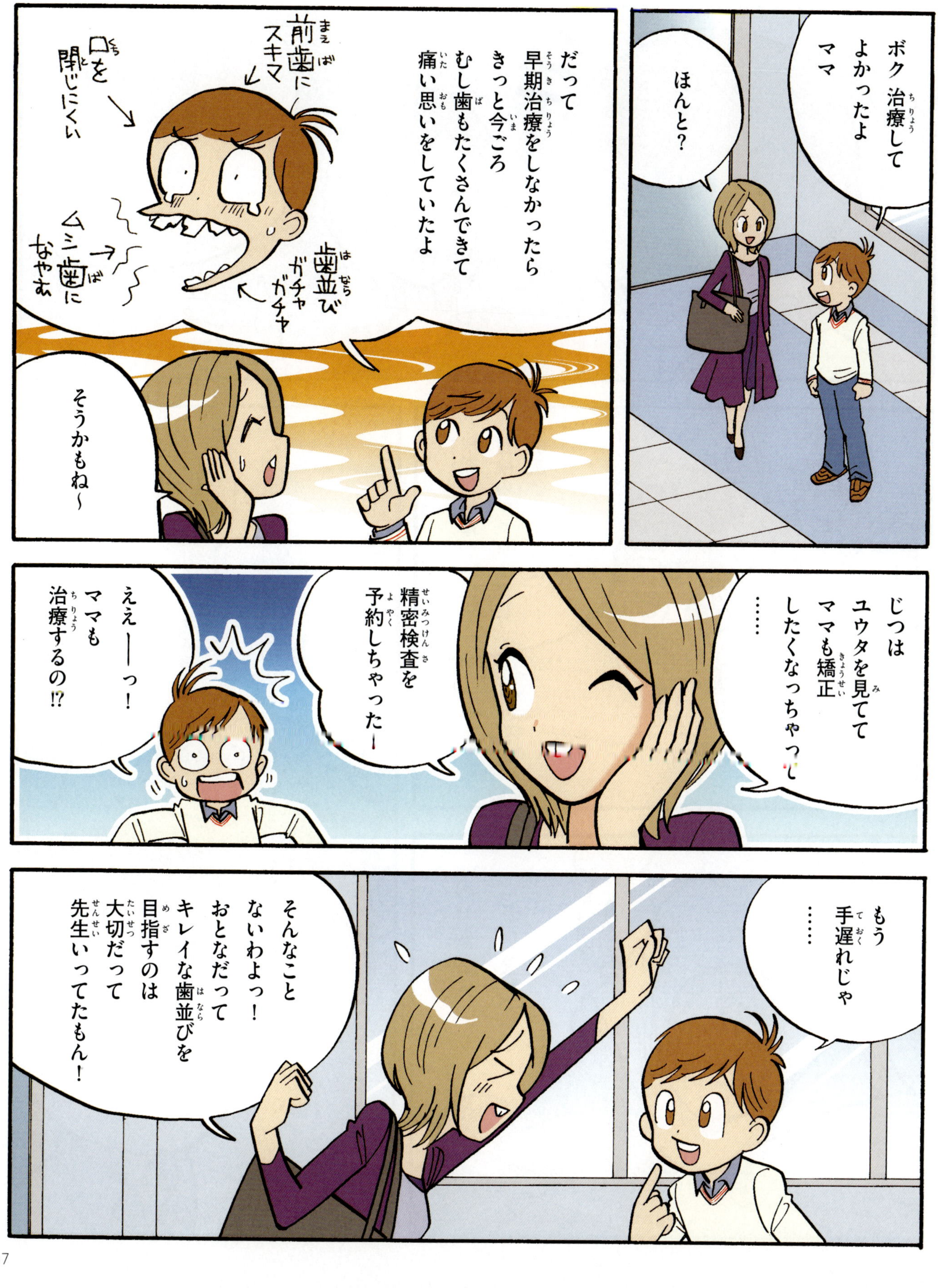

ボク 治療《ちりょう》して よかったよ ママ
ほんと?
だって 早期治療《そうきちりょう》をしなかったら きっと今《いま》ごろ むし歯《ば》もたくさんできて 痛《いた》い思《おも》いをしていたよ
前歯《まえば》にスキマ
口《くち》を閉《と》じにくい
歯並《はなら》びガチャガチャ
ムシ歯《ば》になやむ
そうかもね～
じつは ユウタを見《み》てて ママも矯正《きょうせい》したくなっちゃって……
精密検査《せいみつけんさ》を予約《よやく》しちゃった～
ええ──っ! ママも治療《ちりょう》するの!?
もう手遅《ておく》れじゃ……
そんなことないわよっ! おとなだってキレイな歯並《はなら》びを目指《めざ》すのは大切《たいせつ》だって先生《せんせい》いってたもん!

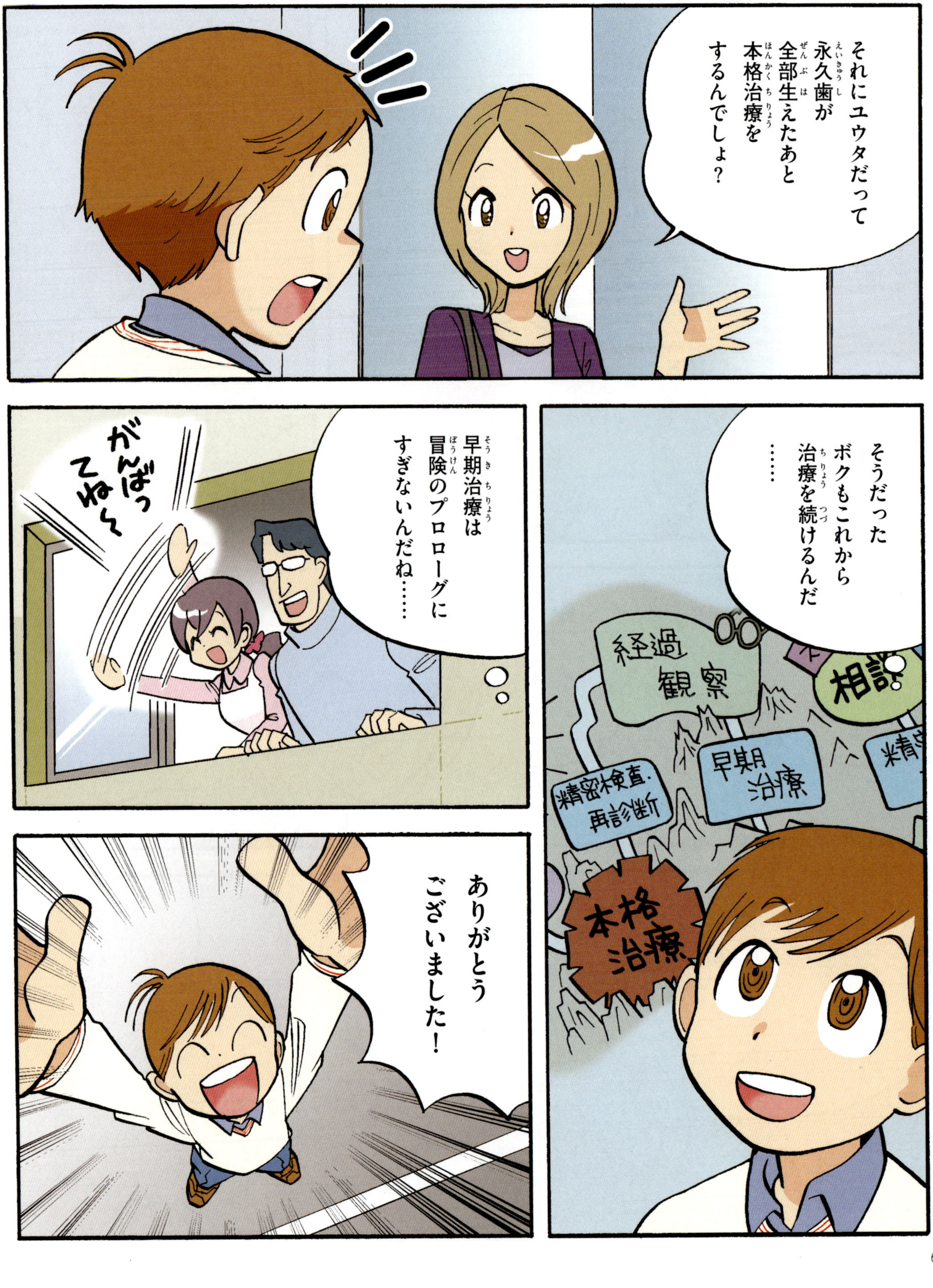
それにユウタだって
永久歯《えいきゅうし》が
全部《ぜんぶ》生《は》えたあと
本格治療《ほんかくちりょう》を
するんでしょ？
そうだった
ボクもこれから
治療《ちりょう》を続《つづ》けるんだ
……
経過観察
相談
早期治療
精密検査・再診断
本格治療
がんばってね〜
早期治療《そうきちりょう》は
冒険《ぼうけん》のプロローグに
すぎないんだね……
ありがとう
ございました！

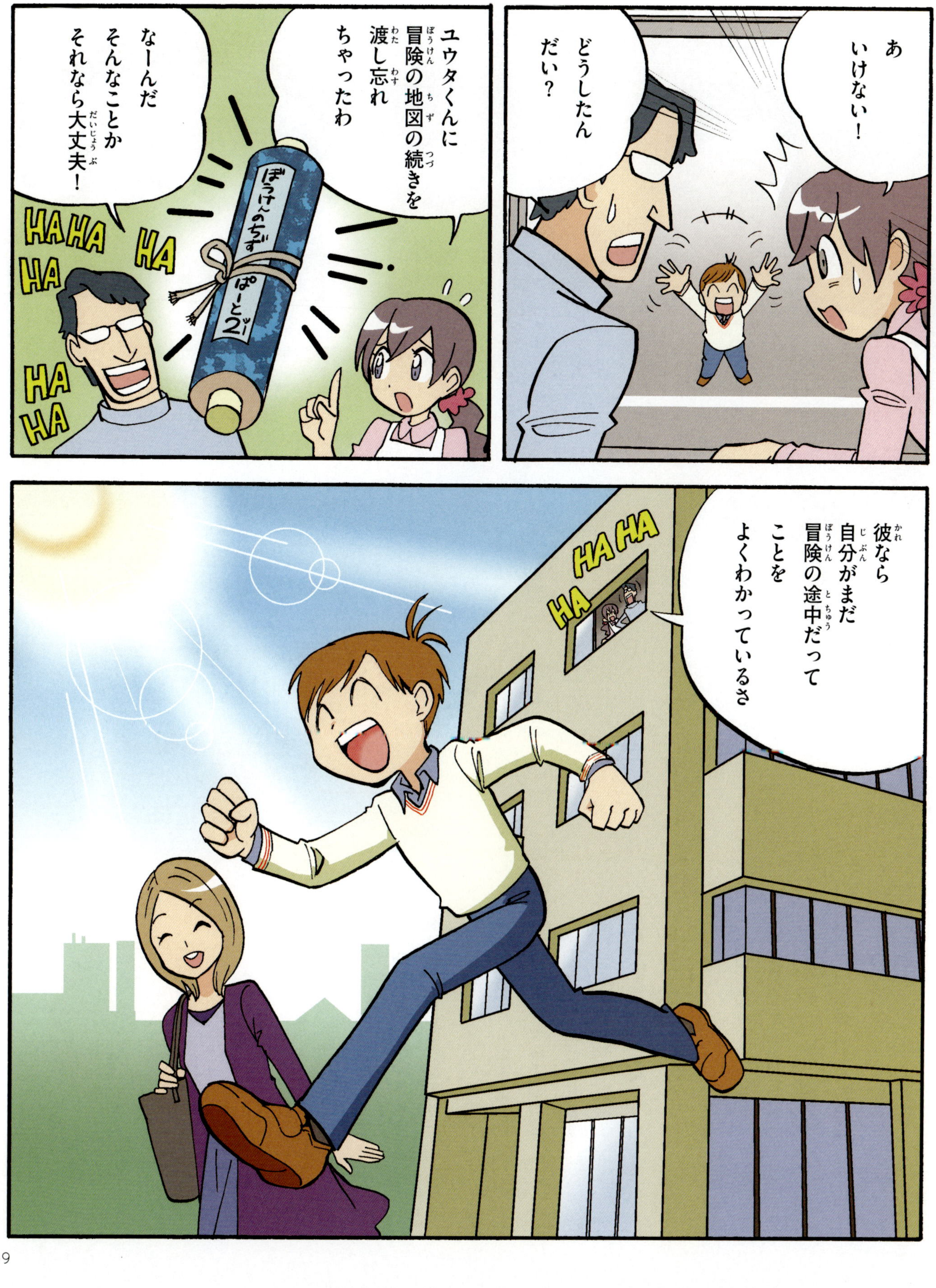
あ いけない！
どうしたんだい？
ユウタくんに冒険《ぼうけん》の地図《ちず》の続《つづ》きを渡《わた》し忘《わす》れちゃったわ
なーんだ そんなことか それなら大丈夫《だいじょうぶ》！
HA HA HA HA HA HA HA
ぼうけんのちず ぱーと2
彼《かれ》なら自分《じぶん》がまだ冒険《ぼうけん》の途中《とちゅう》だってことをよくわかっているさ
HA HA HA

キレイな歯並《はなら》びだと、どういいの？

おしえて！せんぱい

矯正歯科治療《きょうせいしかちりょう》をしながら夢《ゆめ》にむかって進《すす》んでいる2人《ふたり》のせんぱいを紹介《しょうかい》するよ。キラキラ笑顔《えがお》のヒミツをさぐっちゃおう！

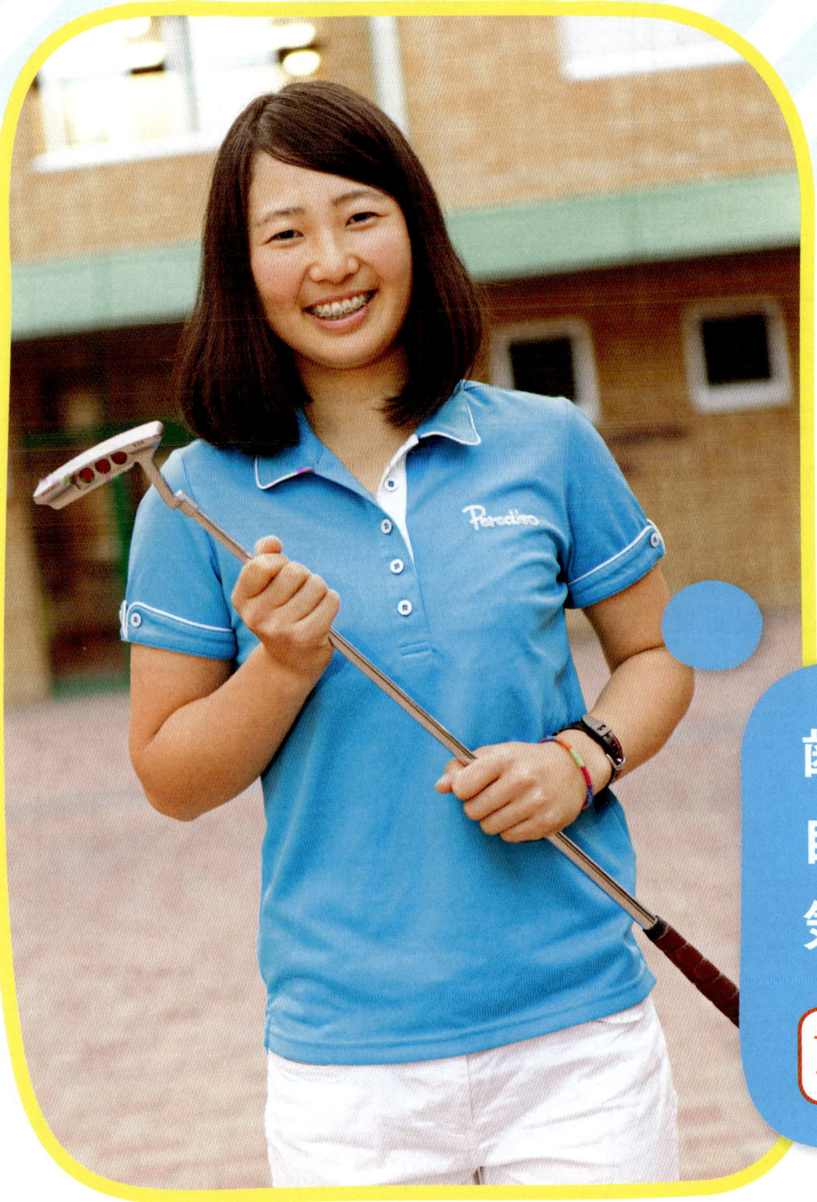

歯並《はなら》びが整《ととの》うと自信《じしん》がついて、気持《きも》ちが前向《まえむ》きに！

せんぱい その1

蛭田《ひるた》みな美《み》さん

（アマチュアゴルファー／18歳《さい》）

人前《ひとまえ》に出《で》るたびに歯並《はなら》びが気《き》になって……

矯正歯科治療《きょうせいしかちりょう》をはじめたのは、高校《こうこう》2年生《ねんせい》の頃《ころ》です。前歯《まえば》が前《まえ》に出《で》ていたのですが、ゴルフの試合《しあい》で写真《しゃしん》を撮《と》られたり、取材《しゅざい》を受《う》けたりする機会《きかい》が増《ふ》えて、「歯並《はなら》びを治《なお》したい」と思《おも》うようになりました。4歳上《さいうえ》のお姉《ねえ》ちゃんが、ひと足先《あしさき》に矯正《きょうせい》歯科治療《しかちりょう》を済《す》ませていたことも大《おお》きかったですね。

装置《そうち》をつけはじめた頃《ころ》は恥《は》ずかしくて、マスクで隠《かく》したり、うまく笑《わら》えなかったり（笑《わらい》）。でも海外《かいがい》の試合《しあい》に参加《さんか》すると、矯正装置《きょうせいそうち》をつけている選手《せんしゅ》がたくさんいてびっくり！それにみんな装置《そうち》をしていても自然《しぜん》に

おしえて！せんぱい

ひるた・みなみ

1997年《ねん》生《う》まれ。学校法人石川高等学《がっこうほうじんいしかわこうとうがっ》校《こう》3年生《ねんせい》。2014年《ねん》「日本女子《にほんじょし》アマチュアゴルフ選手権《せんしゅけん》」、2015年《ねん》「日本《にほん》ジュニアゴルフ選手権《せんしゅけん》」で優勝《ゆうしょう》、同年《どうねん》「世《せ》界《かい》ジュニア」でも個人《こじん》3位《い》に輝《かがや》いた。

ふるまっているんですよ。

海外《かいがい》では、矯正歯科治療《きょうせいしかちりょう》が常識《じょうしき》！

とくに中国《ちゅうごく》ではキャディさんの中《なか》にも装置《そうち》をつけている人《ひと》がいたんです。海外《かいがい》ではあたりまえのように矯《きょう》正歯科治療《せいしかちりょう》を受《う》けるんだなと思《おも》ったら、恥《は》ずかしいという気持《きも》ちもなくなりました。装置《そうち》をつけると痛《いた》いと聞《き》いていたのですが、わたしはそれほど気《き》になりません。それよりも歯並《はなら》びがどんどんキレイになっていくのがうれしくて！ 毎晩《まいばん》、鏡《かがみ》でどれだけ動《うご》いたか確認《かくにん》していたほどです（笑《わらい》）。最初《さいしょ》は口《くち》の中《なか》に違和感《いわかん》があって、うまく集中《しゅうちゅう》できず、プレイに影響《えいきょう》が出《で》るかも!? なんて心《しん》配《ぱい》もしていましたが、かえってスコアがよくなっているんです。歯並《はなら》びがキレイになることで自信《じしん》がついて、いい結果《けっか》につながったのかもしれませんね。

世界《せかい》にはばたくゴルファーになるために

そもそもわたしがゴルフをはじめたのは3歳《さい》のとき。ゴルフ好《ず》きの家族《かぞく》の影響《えいきょう》でした。とくに父《ちち》は、わたしのゴルフにすごく協力的《きょうりょくてき》で、今《いま》も毎日練習《まいにちれんしゅう》につき合《あ》ってくれています。今《いま》の目標《もくひょう》はプロになって試合《しあい》で実績《じっせき》を積《つ》むこと。そして将来《しょうらい》は世《せ》界《かい》で活躍《かつやく》できるゴルファーになりたい！ ゴルフはライバルとの競争《きょうそう》というより、自分《じぶん》と向《む》き合《あ》って技《わざ》をみがきながらレベルアップしていく競技《きょうぎ》。そこがわたしにとっての魅力《みりょく》です。自分《じぶん》自《じ》身《しん》をみがくという意味《いみ》ではゴルフと矯正《きょうせい》って似《に》ているのかもしれませんね！

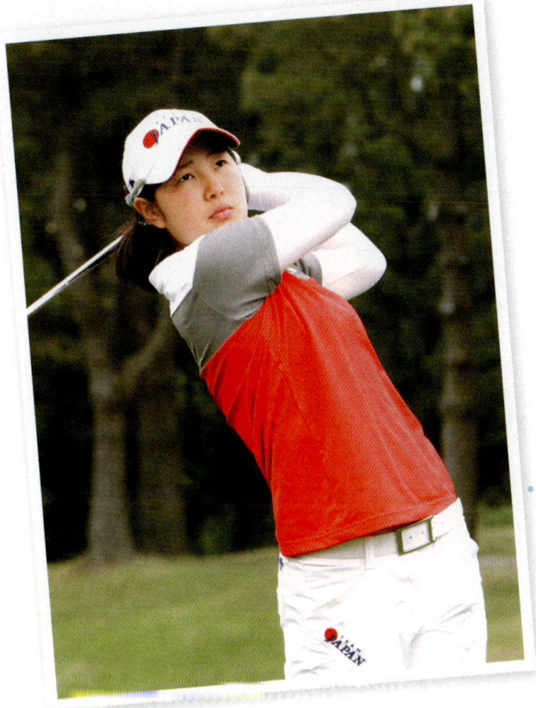

「JAPAN《ジャパン》」のキャップをかぶり、真剣《しんけん》な表情《ひょうじょう》でプレイする蛭田《ひるた》せんぱい。めざせ！“世界《せかい》ランク１位《い》”!!

写真提供：日本ゴルフ協会

自然《しぜん》な笑顔《えがお》で安心感《あんしんかん》を与《あた》える医師《いし》になりたい！

せんぱい その2

小出知輝《こいでともき》さん
（医学生《いがくせい》／22歳《さい》）

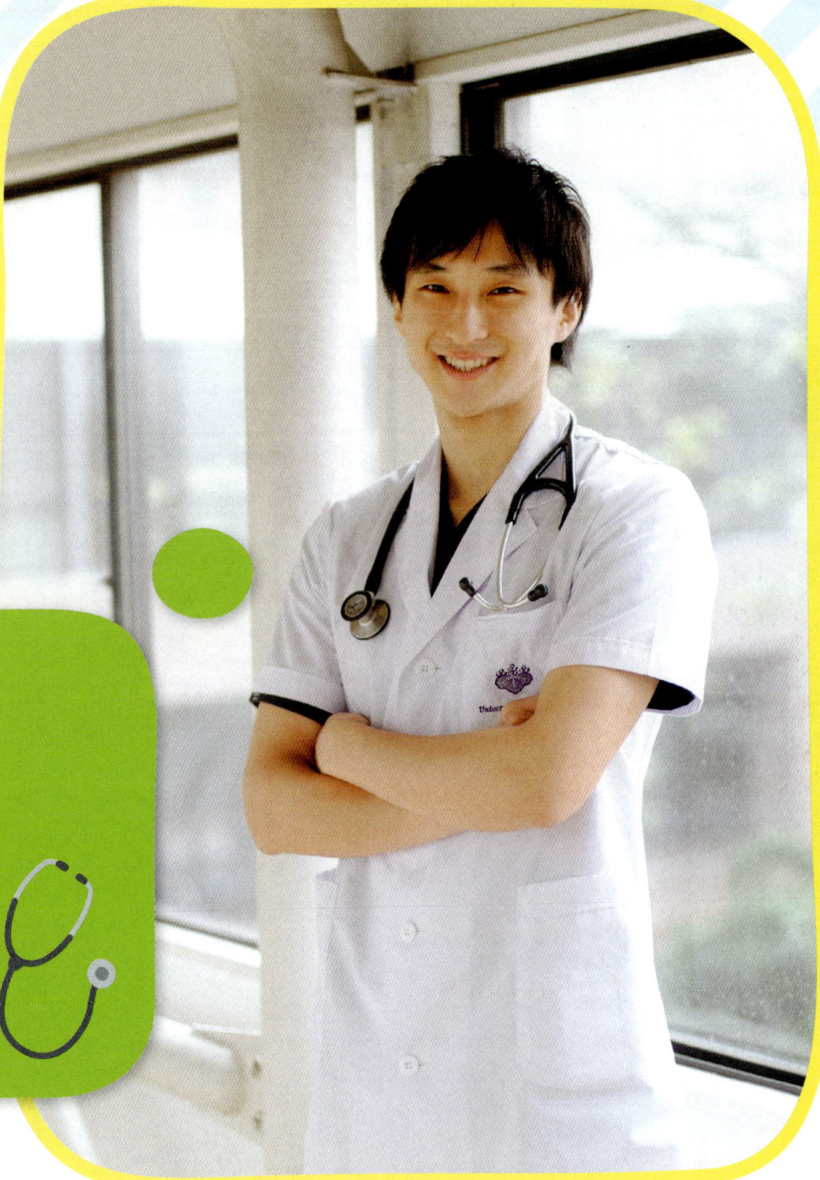

父《ちち》の仕事《しごと》の都合《つごう》で、3～9歳頃《さいごろ》までドイツで暮《く》らしていました。矯正歯科治療《きょうせいしかちりょう》をはじめたのは小学校《しょうがっこう》1年《ねん》生《せい》の頃《ころ》。ある日《ひ》、母《はは》に歯医《はい》者《しゃ》さんに連《つ》れて行《い》かれて、治療《ちりょう》がスタートしました。

そこは矯正歯科治療《きょうせいしかちりょう》を専門《せんもん》にしている歯科医院《しかいいん》で、いつも待合室《まちあいしつ》に順番《じゅんばん》を待《ま》っているこどもがたくさんいたことを覚《おぼ》えています。

ドイツでは取《と》りはずしができる装置《そうち》だけで治療《ちりょう》していたのですが、途中《とちゅう》で帰国《きこく》することになり、紹介《しょうかい》してもらった日本《にほん》の矯正歯科《きょうせいしか》で、今度《こんど》は固定式《こていしき》の装置《そうち》をつけて治療《ちりょう》をはじめました。

小学《しょうがく》1年《ねん》のとき
ドイツではじめた
矯正歯科治療《きょうせいしかちりょう》

おしえて！せんぱい

こいで・ともき

1994年生《ねんう》まれ。筑波大学医学《つくばだいがくいがく》専門学群医学類《せんもんがくぐんいがくるい》4年生《ねんせい》。朝《あさ》7時《じ》半《はん》から夕方《ゆうがた》5時《じ》ごろまで大学病院《だいがくびょういん》で臨床実習《りんしょうじっしゅう》を行《おこな》うという忙《いそが》しい日々《ひび》。

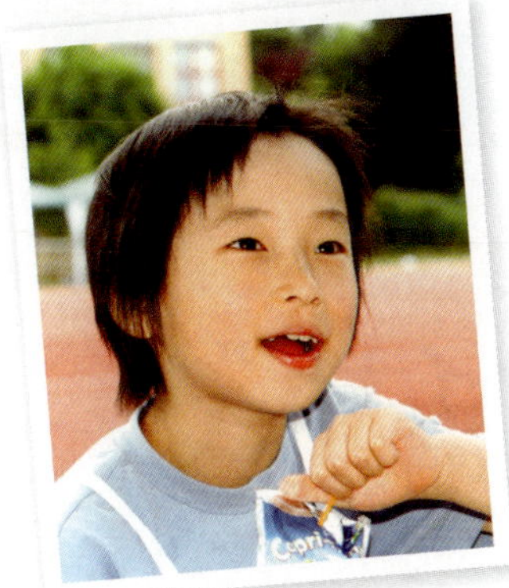

上下《じょうげ》の歯《は》が突《つ》き出《だ》して口《くち》が閉《と》じにくく、口呼吸《くちこきゅう》になりがちだった8歳《さい》頃《ごろ》。当時《とうじ》は風邪《かぜ》をひいてのどを痛《いた》めることも多《おお》かったのだそう。

自分《じぶん》の意思《いし》で二度目《にどめ》の治療《ちりょう》をスタート！

固定式《こていしき》の装置《そうち》をはずしたのは、12歳《さい》だったかな。はずしたあとも矯正歯科《きょうせいしか》には通《かよ》っていたのですが、中学《ちゅうがく》生《せい》のときに先生《せんせい》から「歯《は》がよくない方向《ほうこう》に動《うご》いてしまってる」といわれて。両親《りょうしん》とも相談《そうだん》して、「せっかく治療《ちりょう》を受《う》けてきたんだし、やっぱりきちんと治《なお》そう」と、自分《じぶん》の意思《いし》でもう一度《いちど》治療《ちりょう》をはじめました。その頃《ころ》には「歯《は》並《なら》び次第《しだい》で見《み》た目《め》の印象《いんしょう》はまったくちがう」という自覚《じかく》があったんだと思《おも》います。そのときにはじまったのが、MFT《エムエフティー》（48ページ）というトレーニング。舌《した》を正《ただ》しい位《い》置《ち》に置《お》いたり、舌《した》の筋力《きんりょく》をつけたりするためのもので、毎日《まいにち》やらなきゃダメなのにちゃんと続《つづ》けられなくて、先生《せんせい》にはよく注意《ちゅうい》されていましたね（笑《わらい》）。

医師《いし》になったら治療《ちりょう》の経験《けいけん》が生《い》きるかも⁉

今《いま》はもう矯正装置《きょうせいそうち》ははずれていて、その後《ご》の歯《は》の状《じょう》態《たい》をチェックする経過観察《けいかかんさつ》の段階《だんかい》です。本当《ほんとう》は、半年《はんとし》に一度《いちど》は矯正歯科《きょうせいしか》に行《い》きたいんですけど、大学病院《だいがくびょういん》での臨床実習《りんしょうじっしゅう》が忙《いそが》しくてなかなか行《い》けなくて。でも、時間《じかん》をかけて治《なお》したので、年《ねん》に一度《いちど》は検診《けんしん》を受《う》けるように心《こころ》がけていますよ。

この先《さき》、どの科《か》に進《すす》んだとしても、患者《かんじゃ》さんとしっかり向《む》き合《あ》って、話《はなし》を聞《き》き、それに応《こた》えられる医師《いし》になるのがぼくの夢《ゆめ》です。話《はなし》をするときはどうしても口《くち》もとに目《め》が行《い》きますよね？　だから、キレイな歯並《はなら》びで、患者《かんじゃ》さんにいい印象《いんしょう》を持《も》ってもらえたらいいな。

矯正歯科治療《きょうせいしかちりょう》の間《あいだ》、矯正《きょうせい》歯科《しか》の先生《せんせい》にはとても親身《しんみ》に治療《ちりょう》してもらいました。その経験《けいけん》も、医師《いし》になったときに生《い》きるんじゃないかなと思《おも》っています。

世界《せかい》のブレース事情《じじょう》★大調査《だいちょうさ》

欧米《おうべい》では日本《にほん》より矯正歯科治療《きょうせいしかちりょう》に積極的《せっきょくてき》ってホント？
日本《にほん》で治療《ちりょう》するアメリカ人《じん》の先生《せんせい》と海外《かいがい》キッズに聞《き》いてみたよ！

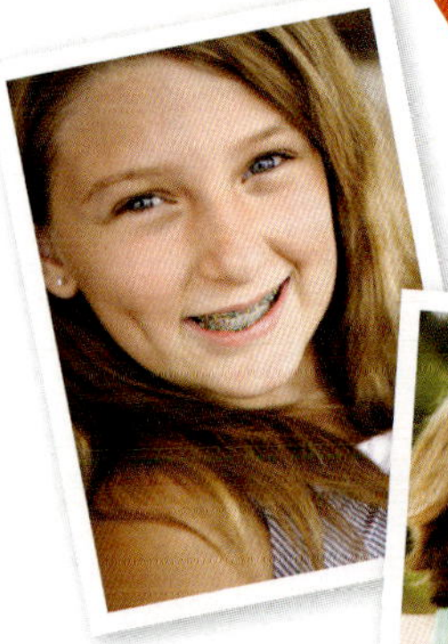

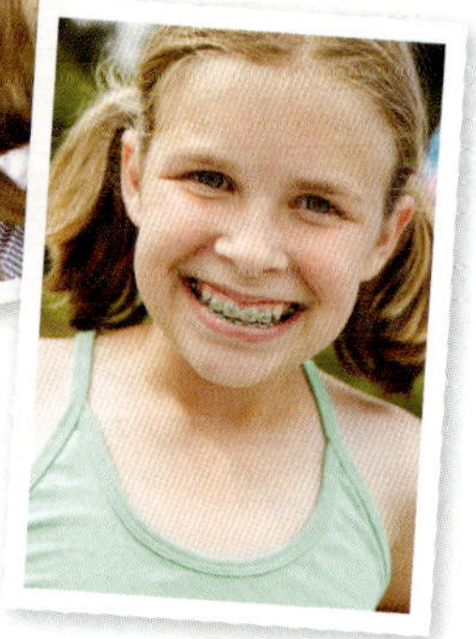

from《フロム》 Doctor《ドクター》

技術《ぎじゅつ》の高《たか》い日本《にほん》で治療《ちりょう》しないのは“モッタイナイ”

トム・ウォード先生《せんせい》（歯科医《しかい》）

アメリカより50年《ねん》おそかった!?日本《にほん》の歯並《はなら》び意識《いしき》

わたしが最初《さいしょ》に日本《にほん》にきたのは1972年《ねん》。そのとき、日本人《にほんじん》の歯並《はなら》びを見《み》てビックリしたよ！ ガタガタだったからね（笑《わらい》）。その頃《ころ》、アメリカではたくさんのこどもがブレース（矯正装置《きょうせいそうち》）をつけて矯正《きょうせい》していたけど、日本《にほん》ではほとんど見《み》かけなかった。矯正歯科治療《きょうせいしかちりょう》に関《かん》しては、残念《ざんねん》ながらアメリカより50年《ねん》ほどおそいと思《おも》ったね。でも、今《いま》ではドラキュラみたいな八重歯《やえば》の子《こ》も以前《いぜん》よりは減《へ》っているし、ずいぶん変《か》わってきたと思《おも》うよ。矯正歯科治療《きょうせいしかちりょう》を受《う》けるキッズも増《ふ》えてきているし、むし歯《ば》もずいぶん減《へ》ってきた。それだけ日本《にほん》のパパやママの意識《いしき》が、キミたちこどもの歯《は》に向《む》いてきたってことだね。

ガタガタに並《なら》んだ歯《は》を治《なお》さないのは恥《は》ずかしいこと！

昔《むかし》も今《いま》も、アメリカでは歯並《はなら》びが悪《わる》ければ治療《ちりょう》するのはあたりまえ。学校《がっこう》に行《い》くようなふつうの感覚《かんかく》で、みんなブレースをつけているよ。逆《ぎゃく》に、ガタガタの歯並《はなら》びはみっともないというイメージが強《つよ》くて、おうちの事情《じじょう》などで治療《ちりょう》できない子《こ》は劣等感《れっとうかん》を抱《いだ》きがちなんだ。整《ととの》った歯並《はなら》びはそれだけでスマートだし、歯《は》みがきもしやすくて歯《は》も長持《ながも》ちするからね。この本《ほん》を読《よ》むキミたちにはまだ先《さき》のことだけど、統計学的《とうけいがくてき》にも自分《じぶん》の歯《は》が多《おお》い人《ひと》ほど健康《けんこう》で長生《ながい》きすることがわかっているんだよ。そうそう、日本《にほん》には「歯《は》ごたえ」っていうことばがあるだろう？ 食《た》べものをしっかりかむことでおいしさを感《かん》じるセンスが日本人《にほんじん》にはあるんだ。しっかりかむには歯並《はなら》びが整《ととの》っていないとね。技術《ぎじゅつ》の高《たか》い日本《にほん》で、矯正歯科《きょうせいしか》治療《ちりょう》を受《う》けないのは“モッタイナイ”よ。

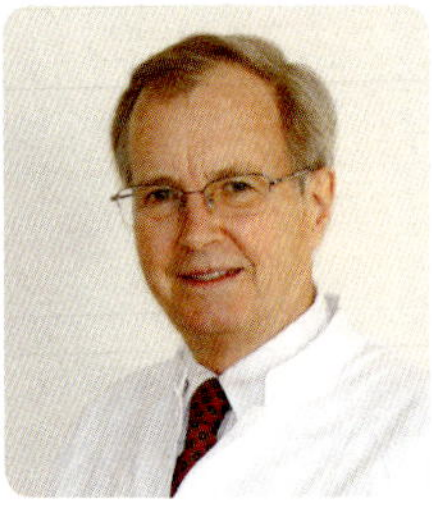

1982年《ねん》アメリカの歯科大学卒業後《しかだいがくそつぎょうご》、83年《ねん》に日本《にほん》の歯科医師国家試験《しかいしこっかしけん》に合格《ごうかく》。神戸《こうべ》で7年間《ねんかん》、東京《とうきょう》で24年間《ねんかん》、歯科診療《しかしんりょう》にたずさわった。2014年《ねん》に退職後《たいしょくご》はミャンマー、フィリピンなどで歯科医師《しかいし》としてボランティア活動《かつどう》を続《つづ》けている。

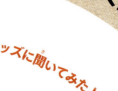

\ベルギー/

Belgium

日本《にほん》の女《おんな》の子《こ》はどうして歯並《はなら》びを治《なお》さないの？

バレンティン・ド・バソンピエールくん
（フレンチスクール／13歳《さい》）

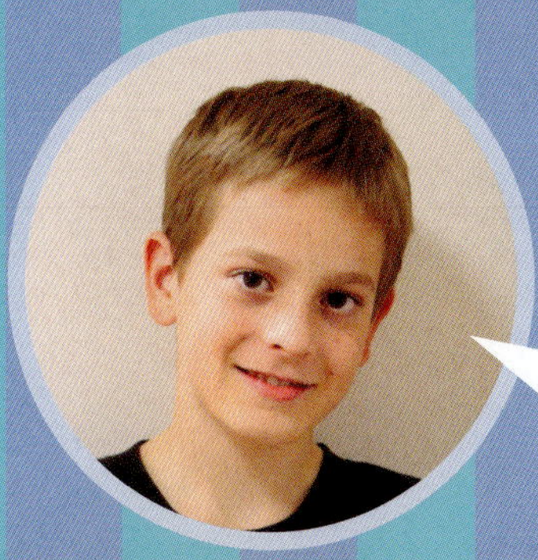

ベルギーじゃ失敗《しっぱい》することを「歯《は》を折《お》る」っていうよ。キレイな歯《は》は成《せい》功《こう》のイメージかもね！

「ぼくが治療《ちりょう》することになった理由《りゆう》？ 前歯《まえば》が出《で》ていて口《くち》がちゃんと閉《と》じられなかったからだよ」と話《はな》すバレンティンくんは2年前《ねんまえ》に日本《にほん》で矯正歯《きょうせいし》科治療《かちりょう》をスタート。一時帰国《いちじきこく》したベルギーで歯《し》科健診《かけんしん》を受《う》けたとき、「治療《ちりょう》するなら今《いま》だね」と歯医者《はいしゃ》さんにいわれたことが直接《ちょくせつ》のきっかけ。「今《いま》は夜《よる》、歯《は》をみがいたあとに出《で》っ歯《ぱ》を治《なお》す装置《そうち》をつけるんだ。そのまま本《ほん》を読《よ》んで寝《ね》ちゃうことが多《おお》いかな。矯正歯科治療《きょうせいしかちりょう》はもうぼくの生活《せいかつ》の一部《いちぶ》だよ」。そんなバレンティンくんは日本《にほん》の、とくに女《おんな》の子《こ》の歯並《はなら》びがとっても気《き》になるんだって。「歯並《はなら》びは治《なお》せるのに、どうしてそのままにしておくのかな？」。整《ととの》った歯並《はなら》びは清潔感《せいけつかん》があるもの。キレイをめざすなら覚《おぼ》えておきたいね！

\アメリカ/

America

健康《けんこう》でいるために矯正歯科治療《きょうせいしかちりょう》するのは、あたりまえのことよ！

サマンサ・ウォーカーさん
（アメリカンスクール／14歳《さい》）

2歳《さい》のとき、家族《かぞく》で日本《にほん》にきたサマンサさん。今《いま》通《かよ》っているアメリカンスクールでは、1学年《がくねん》60人《にん》のうち、なんと半数《はんすう》もの子《こ》がブレースをつけているんだって。そんな中《なか》、サマンサさんは11歳《さい》で治療《ちりょう》をスタート。「寝《ね》ながら指《ゆび》しゃぶりをするクセがあったせいか、前歯《まえば》がすきっ歯《ぱ》になっていたの。だから寝《ね》るときに指《ゆび》しゃぶりを防《ふせ》ぐ装置《そうち》をつけてクセを治《なお》してから治療《ちりょう》をはじめたわ」。治療前《ちりょうまえ》から6カ月《げつ》に一度《いちど》は家《か》族《ぞく》みんなで歯科医院《しかいいん》に通い、歯《は》のチェックを受《う》けているだけあって、これまでむし歯《ば》などのトラブルはなし。「治療中《ちりょうちゅう》の今《いま》も、矯正歯科《きょうせいしか》とは別《べつ》にふつうの歯医者《はいしゃ》さんに通《かよ》ってるの。ママがよくいうんだけど、歯《は》が健康《けんこう》な人《ひと》は心臓《しんぞう》も健康《けんこう》なんですって。わたしも、矯正歯科治療《きょうせいしかちりょう》はキレイになるためというより健康《けんこう》のためにしている感《かん》じかな」。

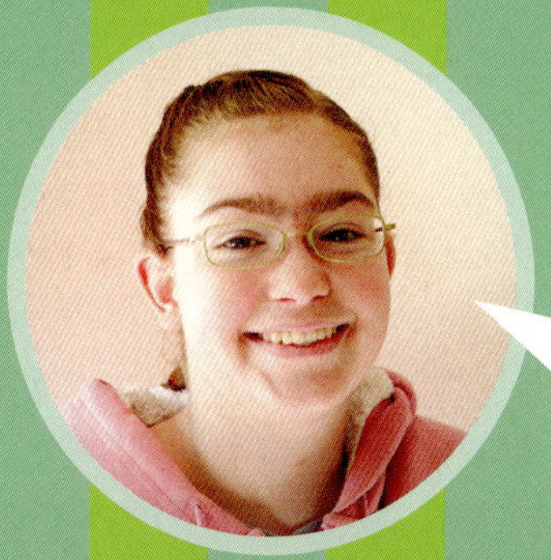

好《す》きなアニメは『デスノート』。日本語《にほんご》を勉強《べんきょう》して、将来《しょうらい》は通訳《つうやく》の仕事《しごと》につけるといいな！

本格《ほんかく》治療《ちりょう》って、

どんなもの？ こんなもの！

早期《そうき》治療《ちりょう》のあと、永久歯《えいきゅうし》が生《は》えそろった段階《だんかい》でスタートする本格《ほんかく》治療《ちりょう》。どんな装置《そうち》を使《つか》って、どんなふうに治療《ちりょう》するのかを紹介《しょうかい》するよ！

使《つか》うのは、マルチブラケットとリテーナー

本格《ほんかく》治療《ちりょう》で必《かなら》ず使《つか》うことになるのが、マルチブラケットといわれる矯正装置《きょうせいそうち》と、リテーナーという保定装置《ほていそうち》。マルチブラケットは、歯《は》の1本《ぽん》1本《ぽん》にブラケットという器具《きぐ》をつけて、そこにワイヤーを通《とお》して歯並《はなら》びを整《ととの》えていくもの。

そして、マルチブラケットでの治療《ちりょう》が終《お》わったあとにつけるのがリテーナー。これは整《ととの》えた歯並《はなら》びを安定《あんてい》させるためのもので、歯《は》が骨《ほね》の中《なか》で安定《あんてい》するまで使《つか》い続《つづ》けることで歯《は》が元《もと》のよくない位《い》置《ち》に戻《もど》ろうとするのを防《ふせ》ぐことができるんだ。

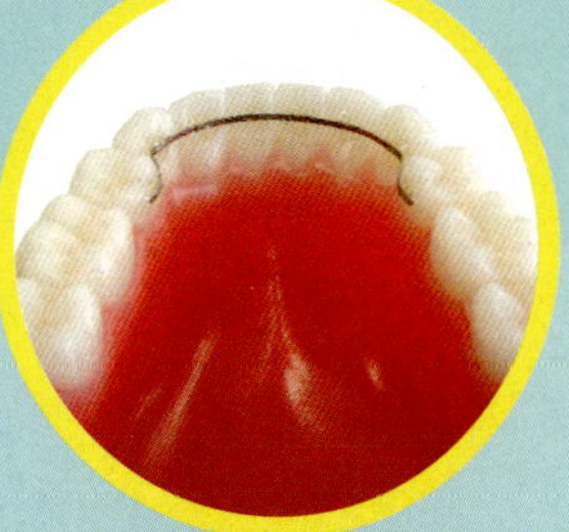

固定式保定装置《こていしきほていそうち》

（取《と》りはずせないタイプ）

写真提供：アバンテック

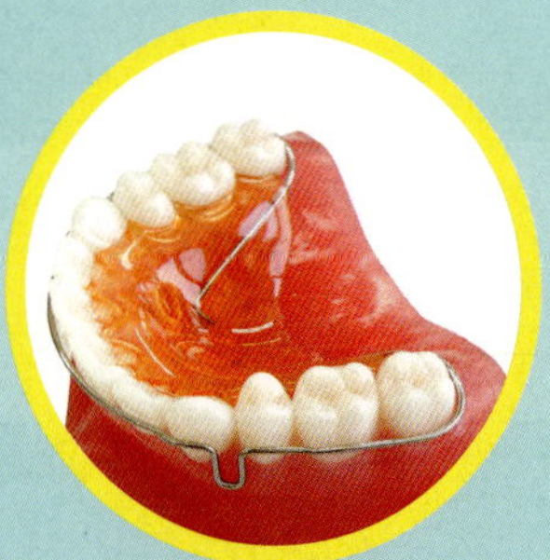

ラップアラウンドリテーナー

（取《と》りはずせるタイプ）

写真提供：アバンテック

リテーナー

歯《は》を動《うご》かしたあとにつけるリテーナーには、自分《じぶん》で取《と》りはずしのできるものと、できないものがある。どちらも、マルチブラケットをはずしたあと、できるだけ長《なが》く使《つか》い続《つづ》けることで、キレイな歯並《はなら》びが保《たも》てるよ。ちなみに、リテーナーは歯《は》を動《うご》かすものじゃないから、痛《いた》みはナシ。もし、つけるのを忘《わす》れると、その間《あいだ》に歯《は》が動《うご》いてリテーナーを入《い》れようとしても、入《はい》らなくなったり痛《いた》かったりするから、きちんと使《つか》い続《つづ》けよう。

マルチブラケット

ブラケットにカラーゴムを組《く》み合《あ》わせて、マルチブラケットをおしゃれにコーディネートする子《こ》も多《おお》いよ。歯《は》につけるブラケットには金属《きんぞく》のほかに目立《めだ》ちにくいクリアタイプもある。

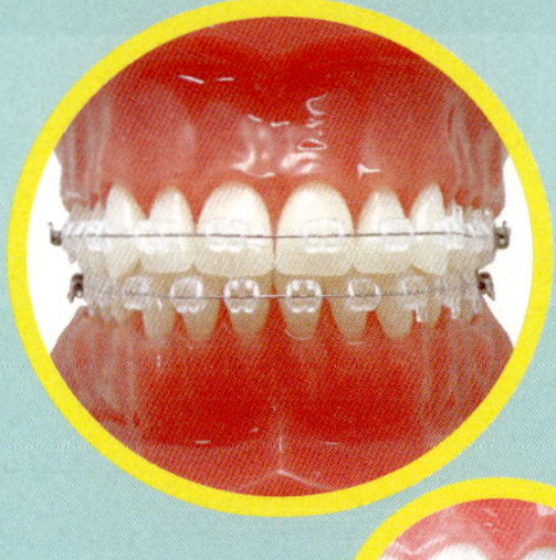

クリアタイプのブラケット

写真提供：バイオデント

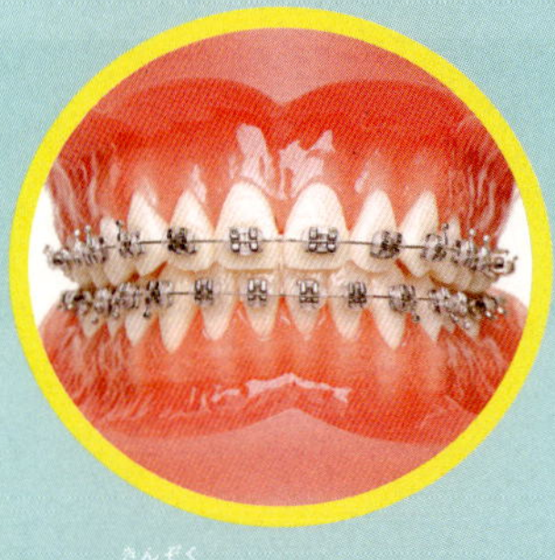

金属《きんぞく》のブラケット

写真提供：ロッキーマウンテンモリタ

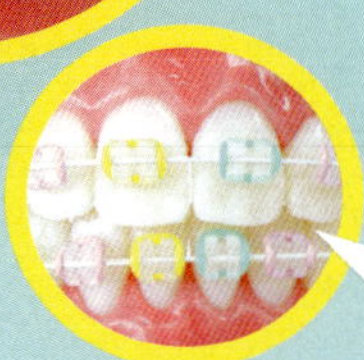

季節《きせつ》や好《この》みでいろんな色《いろ》を自由《じゆう》に組《く》み合《あ》わせられるよ。くわしくは矯正《きょうせい》歯科《しか》の先生《せんせい》に聞《き》いてね。

カラーゴム

写真提供：TPジャパン

本格治療《ほんかくちりょう》で使《つか》う器具《きぐ》の名前《なまえ》と役割《やくわり》を知《し》っておこう！

パワーチェーン
モジュールの小《ちい》さな輪《わ》がつながっているもの。輪《わ》の部分《ぶぶん》をブラケットにかけて歯《は》をひっぱるために使《つか》う。

モジュール（ゴム）
リガチャーワイヤーと同《おな》じく、ブラケットにアーチワイヤーをくくりつけるための小《ちい》さな輪《わ》ゴム。目立《めだ》たない色《いろ》のほかに、ブルーやピンクなどカラフルな色《いろ》もある。

アーチワイヤー
ブラケットにはめて歯《は》を動《うご》かすための細《ほそ》い金属《きんぞく》の線《せん》。断面《だんめん》が丸《まる》いものと四角《しかく》いものがあり、太《ふと》さもいろいろ。

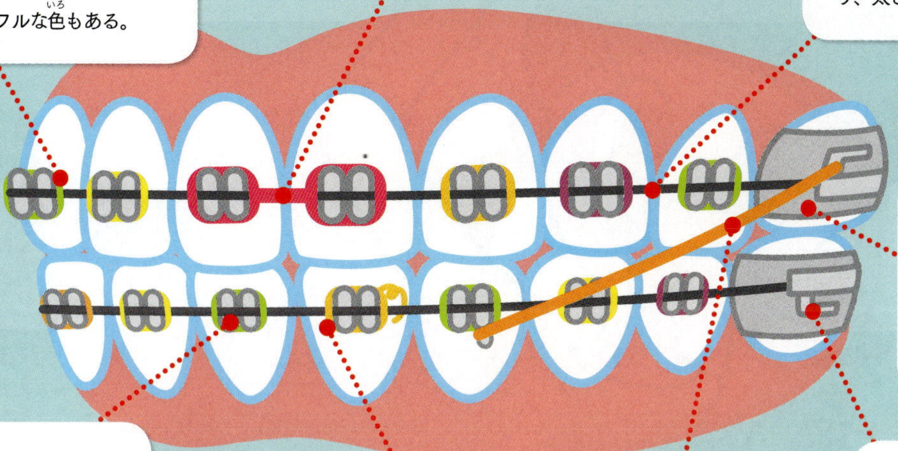

バンド
金属《きんぞく》でできた帯状《おびじょう》の輪《わ》で、おもに奥歯《おくば》にかぶせて使《つか》う。

ブラケット
歯《は》の表面《ひょうめん》につける器具《きぐ》。一般的《いっぱんてき》な金属製《きんぞくせい》のほかに、目立《めだ》ちにくい半透明《はんとうめい》のセラミック製《せい》などもある。すべてにアーチワイヤーを通《とお》すためのミゾがある。

リガチャーワイヤー
ブラケットにアーチワイヤーをくくりつけるための細《ほそ》い金属《きんぞく》の線《せん》。けっさつ線《せん》ともいわれる。

エラスティック
おもに上下《じょうげ》の歯《は》の咬《か》み合《あ》わせをよくするために使《つか》われる輪《わ》ゴム。

チューブ
筒状《つつじょう》の装置《そうち》で、アーチワイヤーを通《とお》すために奥歯《おくば》につける。いちばんうしろの歯《は》につけることが多《おお》い。

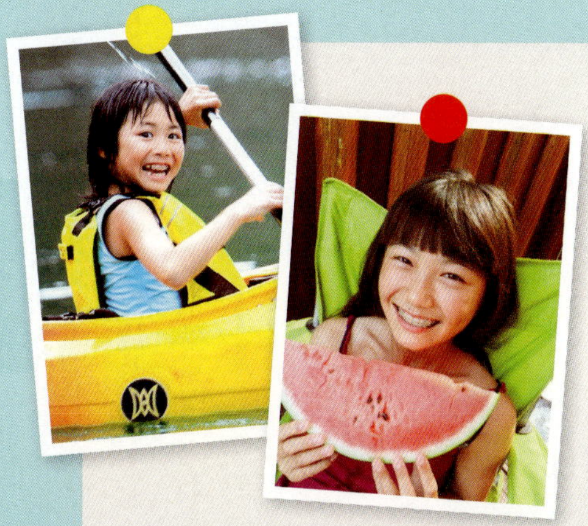

治療期間《ちりょうきかん》を記念《きねん》に残《のこ》そう

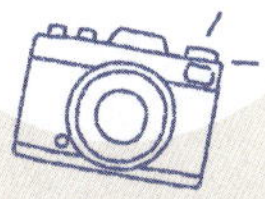

2年《ねん》、3年《ねん》と続《つづ》く治療期間《ちりょうきかん》。その間《あいだ》は「早《はや》く終《お》わらないかな」なんて思《おも》うかもしれないけれど、キミの歯《は》並《なら》びは1日《にち》1日《にち》、確実《かくじつ》にキレイになっていっているんだ。その変化《へんか》を写真《しゃしん》に残《のこ》しておこう。ブレースをつけた笑顔《えがお》の写真《しゃしん》は、きっと自《じ》信《しん》につながるはず！

《《「ブレース スマイル コンテスト」については93ページを見《み》てね！

治療《ちりょう》が終《お》わったら“満《まん》点《てん》スマイル”を手《て》にいれよう

矯正歯科治療《きょうせいしかちりょう》でキレイな歯並《はなら》びになったらぜひマスターしてほしいのが、キレイな笑顔《えがお》のつくり方《かた》！ ここでは歯並《はなら》びをさらに引《ひ》きたてる、スマイルのつくり方《かた》を紹介《しょうかい》するよ!!

キレイなスマイルには3つのルールがある！

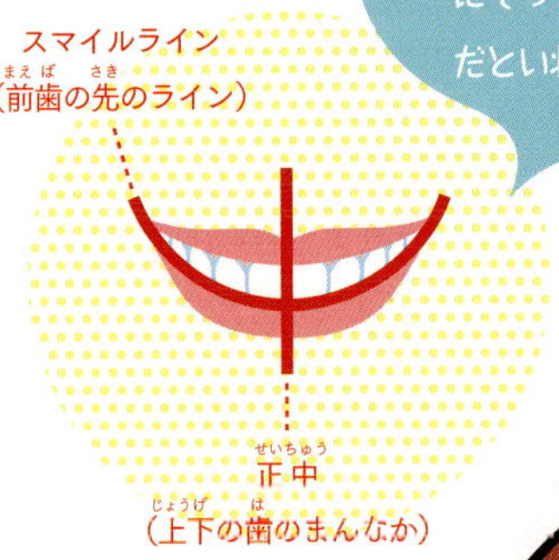

笑《わら》ったとき、スマイルラインが下《した》くちびるの内側《うちがわ》のラインにそっていると笑顔《えがお》がキレイだといわれているよ！

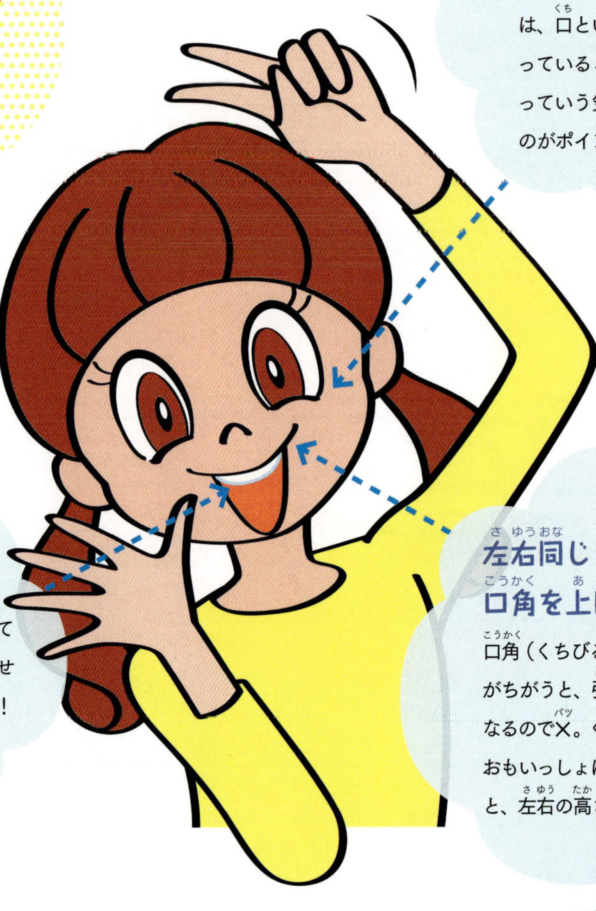

ルール その1

目《め》のはしを下《さ》げる

キレイな笑顔《えがお》のポイントは、口《くち》といっしょに目《め》も笑《わら》っていること。「楽《たの》しい！」っていう気持《きも》ちを表現《ひょうげん》するのがポイントだよ。

ルール その2

上《うえ》の歯《は》を見《み》せる

せっかく矯正歯科治療《きょうせいしかちりょう》をして整《ととの》えたキレイな歯並《はなら》びを見《み》せないのはもったいない！ 堂々《どうどう》と歯《は》を見《み》せて笑《わら》おう。

ルール その3

左右同《さゆうおな》じくらいに口角《こうかく》を上《あ》げる

口角《こうかく》（くちびるのはし）の左右《さゆう》の高《たか》さがちがうと、引《ひ》きつったような笑顔《えがお》になるので×《バツ》。くちびるを横《よこ》に広《ひろ》げ、ほおもいっしょに引《ひ》き上《あ》げるようにすると、左右《さゆう》の高《たか》さがそろいやすいよ。

100点《てん》満点《まんてん》のスマイルをつくろう

キミは自分《じぶん》の笑顔《えがお》に自信《じしん》はある？ 写真《しゃしん》を撮《と》られるときに笑顔《えがお》になれるかな？ 笑顔《えがお》には、楽《たの》しいときに自然《しぜん》に出《で》るものと、写真《しゃしん》にうつるときなどに意識《いしき》してつくるものの2つがあるといわれているんだ。このうち、意識《いしき》して笑顔《えがお》になるのは苦手《にがて》っていう子《こ》はわりといるんじゃないかな。でも、キレイな歯《は》を見《み》せて、笑顔《えがお》で写真《しゃしん》にうつることができれば、自分《じぶん》の自信《じしん》につながると思《おも》わない？ 矯正歯科治《きょうせいしかち》療《りょう》をして歯並《はなら》びが整《ととの》ったら、今度《こんど》はその歯並《はなら》びをもっと引《ひ》きたてるために、キレイな笑《え》顔《がお》をマスターしよう。

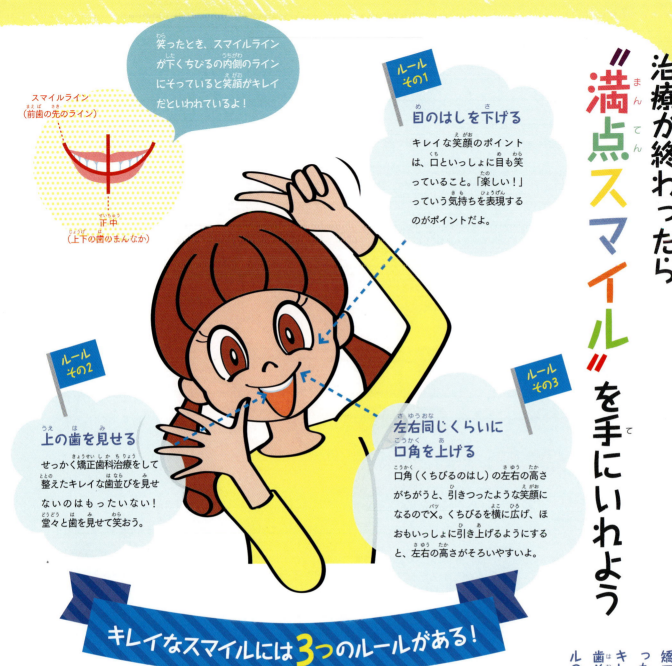

“満点《まんてん》スマイル”をつくるトレーニング

左右《さゆう》の口角《こうかく》をそろえて上《あ》げるために

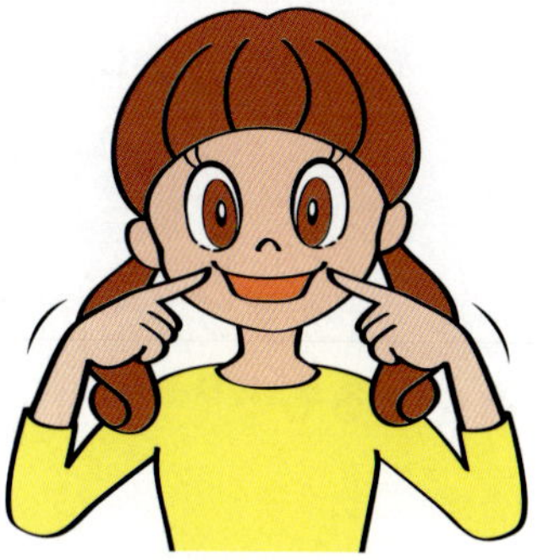

❶両手《りょうて》の人《ひと》さし指《ゆび》で、左右《さゆう》の口角《こうかく》を引《ひ》き上《あ》げて、そのまま15秒《びょう》くらいキープ。

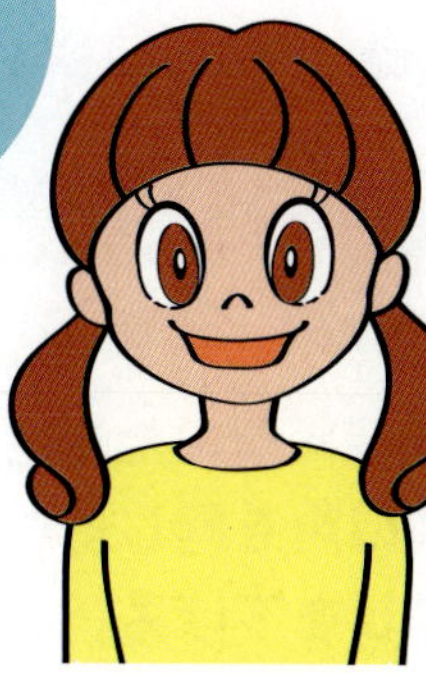

❷①のトレーニングになれてきたら、今度《こんど》は指《ゆび》を使《つか》わずに口角《こうかく》を上《あ》げてみよう。鏡《かがみ》を見《み》ながらめいっぱい上《あ》げて、その状態《じょうたい》で15秒《びょう》くらいキープ。

❶❷ともに、カンタンに15秒《びょう》キープできるようになら、30秒《びょう》、45秒《びょう》とそのままの状態《じょうたい》で時間《じかん》を長《なが》くしていこう。最初《さいしょ》は口《くち》がつかれるけれど、つづけるうちになれてくるよ。

上《うえ》の歯《は》を見《み》せて笑《わら》うために

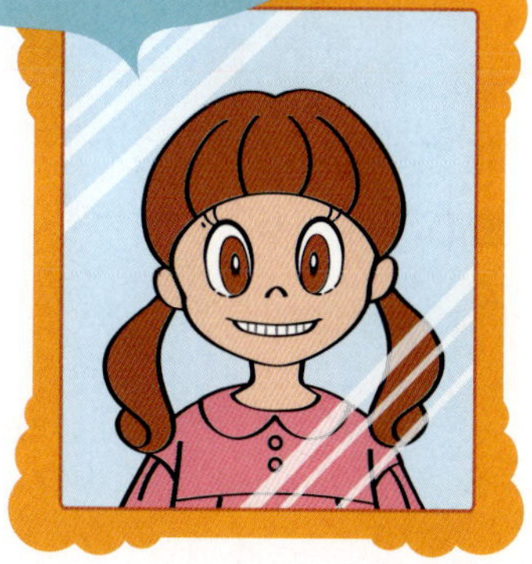

上《うわ》くちびるが平行《へいこう》か、口角《こうかく》が下がっている場合《ばあい》はNG《エヌジー》！

❶鏡《かがみ》の前《まえ》で、上《うえ》の歯《は》が8本見《ぽんみ》えるまで「イ」のカタチで口《くち》を開《ひら》こう

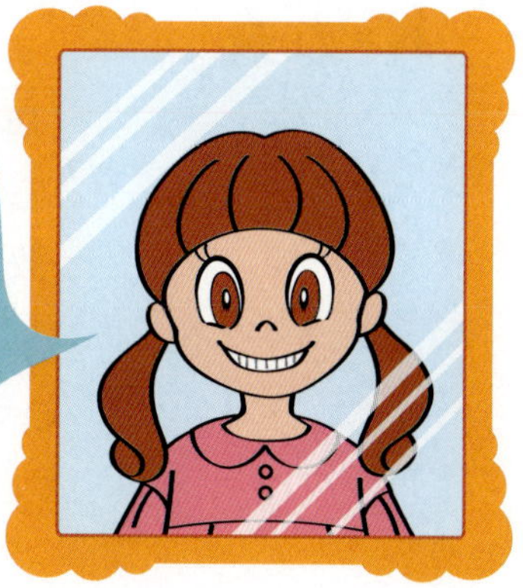

❷上《うえ》のくちびるが、ゆるやかなカーブになるように口角《こうかく》を上《あ》げていこう

10秒《びょう》くらいその状態《じょうたい》をキープ！これを1日《にち》10回《かい》、朝《あさ》と夜《よる》に行《おこな》うと、だんだん歯《は》を見《み》せることが自然《しぜん》になってくるよ。チャレンジしてみてね。

朝《あさ》の歯《は》みがき前《まえ》に、スマイルの準備運動《じゅんびうんどう》を！

鏡《かがみ》を見《み》ながら、ゆっくりと「イー、エー、アー、オー、ウー」とゆっくり発音《はつおん》してみよう。「イー」というときは口《くち》を横《よこ》に大《おお》きく広《ひろ》げて、「ウー」のときは口《くち》を思《おも》いきり前《まえ》につき出《だ》すようにするのがコツ。ふつうに「ア、イ、ウ、エ、オ」というよりも、口《くち》のまわりの筋肉《きんにく》がほぐれて、満点《まんてん》スマイルになりやすいよ。「イー」から「ウー」まで10秒《びょう》くらいかけるつもりで、ゆっくりと3～5回《かい》くりかえしてみて。

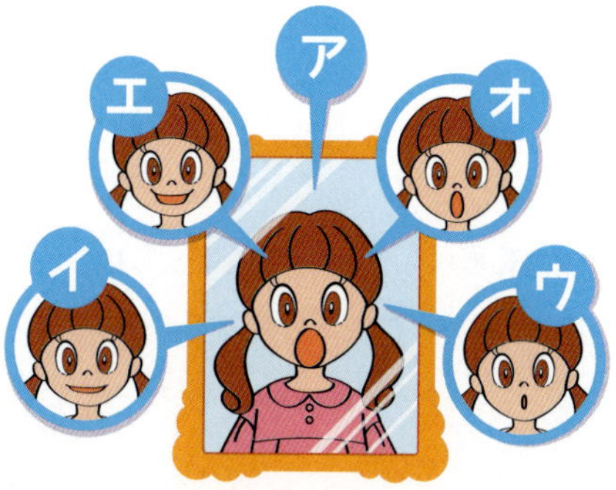

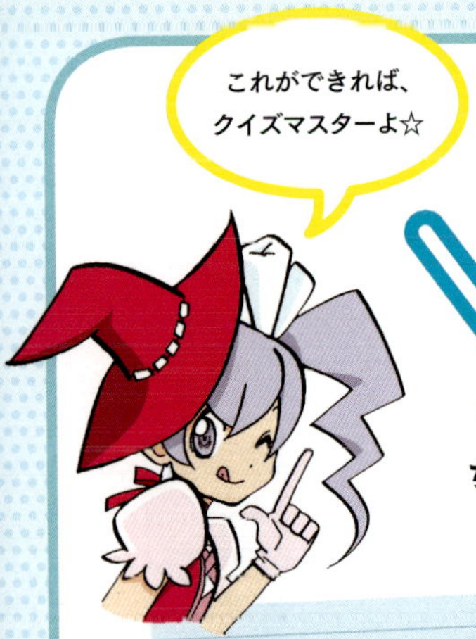
これができれば、
クイズマスターよ☆

クイズマスターへの道《みち》

★ ★ ★

上級編《じょうきゅうへん》

いよいよ上級編《じょうきゅうへん》！ これまで本《ほん》で紹介《しょうかい》したすべてのことから問題《もんだい》を出《だ》すよ。
ちょっとむずかしいものもあるかもしれないけれど、チャレンジしてみて。

Q1

本格治療《ほんかくちりょう》で使《つか》うマルチブラケットは、どんな働《はたら》きをするもの？

❶上《うわ》あごの骨《ほね》が前《まえ》に出《で》るのをおさえて、上《うえ》の奥歯《おくば》をうしろに動《うご》かす装置《そうち》
❷整《ととの》えた歯並《はなら》びを安定《あんてい》させるために使《つか》う取《と》りはずしのできる装置《そうち》
❸歯《は》の表面《ひょうめん》につけたブラケットという器具《きぐ》にワイヤーを通《とお》して歯並《はなら》びを整《ととの》えていく装置《そうち》

Q2

キレイな笑顔《えがお》のために必要《ひつよう》なのは、左右《さゆう》の口角《こうかく》を同《おな》じくらいあげる、目《め》のはしを下《さ》げる、もう一《ひと》つは？

❶上《うえ》の歯《は》を見《み》せる
❷上下《じょうげ》の歯《は》をできるたけたくさん見《み》せる
❸下《した》の歯《は》だけを見《み》せる

Q3

永久歯《えいきゅうし》のいちばん前《まえ》から3つめにある歯《は》の名前《なまえ》は？

❶猫歯《ねこば》 ❷第一小臼歯《だいいちしょうきゅうし》 ❸犬歯《けんし》

Q4

乳歯《にゅうし》のむし歯《ば》はどうして進行《しんこう》が早《はや》いのかな？

❶乳歯《にゅうし》のほうが永久歯《えいきゅうし》より、歯《は》のつくりがうすくてやわらかいため
❷乳歯《にゅうし》のほうが永久歯《えいきゅうし》より色《いろ》が白《しろ》いため
❸乳歯《にゅうし》のほうが永久歯《えいきゅうし》より大《おお》きいため

Q5

矯正歯科治療《きょうせいしかちりょう》の間《あいだ》、歯科衛生士《しかえいせいし》さんが教《おし》えてくれることは？

❶自分《じぶん》に合《あ》った歯《は》みがきのしかた
❷学校《がっこう》の勉強《べんきょう》や宿題《しゅくだい》の確認《かくにん》
❸食《た》べものの好《す》ききらいをなくす方法《ほうほう》

Q6

ずっとやっていると歯並《はなら》びを悪《わる》くする日常《にちじょう》のクセはどれ？
（あてはまるものをすべて選《えら》んでね）

❶正座《せいざ》 ❷ほおづえ
❸舌《した》で歯《は》を押《お》す
❹きょうだいゲンカ
❺歯《は》みがき
❻自転車《じてんしゃ》にのる ❼勉強《べんきょう》
❽指《ゆび》しゃぶり

Q7

よくない歯並《はなら》びを放《ほう》っておくと、どうなる？
（あてはまるものをすべて選《えら》んでね）

❶だ液《えき》の量《りょう》が増《ふ》えやすい ❷むし歯《ば》になりやすい
❸歯肉炎《しにくえん》になりやすい ❹ワガママになりやすい
❺おなかが痛《いた》くなりやすい

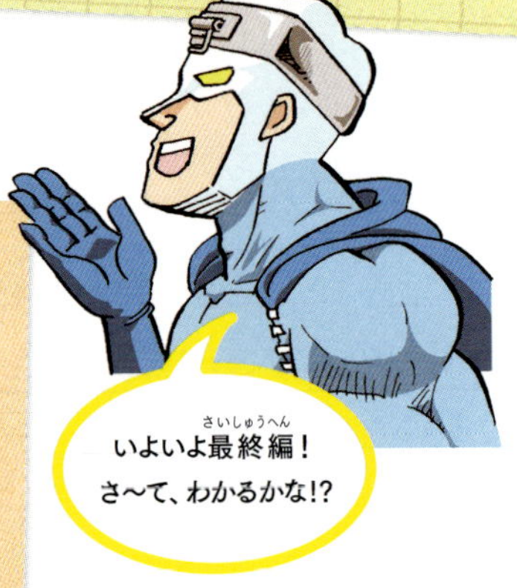
いよいよ最終編《さいしゅうへん》！
さ〜て、わかるかな!?

Q1❸ Q2❶ Q3❸ Q4❶ Q5❶ Q6❷❸❽ Q7❷❸

家族で知っておきたい

こどもの矯正歯科治療Q&A

咬み合わせのよしあしを見極めるポイントや矯正歯科にはじめて行くタイミングなど
こどもの歯の生えかわり期に知っておきたい16の疑問に
矯正歯科専門開業医の団体・日本臨床矯正歯科医会がお答えします。

Q こどものうちから矯正歯科治療を受ける場合のメリットは？

A 骨の成長発育を生かして治療できるのが最大のメリットです

早期治療をすることで、ケガの予防にも

矯正歯科治療は大人になってからでも受けられますが、幼少期から治療を受けることで、歯並びを理想的な状態に改善できるケースが多くみられます。というのも、骨の成長が止まっている大人の場合は、あごの骨の大きさは手術以外ではほとんど変えることができませんが、まだ成長段階にあるこどもの場合は治療によって上下のあごの成長を抑制したり促したりしてバランスを整えることができ、骨格的な改善をはかることができるからです。

また、使用する矯正装置も比較的シンプルなもので済むことや、永久歯より乳歯のほうが動きやすいため、弱い力で歯を動かせることも早期治療のメリットです。

加えて、出っ歯のこどもは日常生活の中で上の前歯をぶつけやすく、歯が折れたり抜けたりするリスクが高いという調査結果がありますが、早期治療を行うことでこうしたリスクを軽減できるといわれています。

こどものやる気を持続させることがポイントに

逆にデメリットとしては、治療期間の長さが挙げられます。通常、早期治療と本格治療をセットで行うことが多いため、早期治療後の経過観察を含めると、幼少期から始めた矯正歯科治療は成長発育が終わるまで続くことになります。そのため、お子さん自身が治療に前向きではない場合などは、歯のお手入れ不足からむし歯ができやすくなってしまいます。

また、ヘッドギアなど患者さんであるお子さんの協力が治療の成果や期間などに影響を与える器具などを使用する際、十分な協力が得られにくくなる可能性もあります。ご家族のサポートで、お子さんのやる気を持続させてあげることが大切です。

こどものうちからの
矯正歯科治療
メリットとデメリット

メリット

- あごの成長をコントロールすることで、より理想的な歯並びになれる
- 弱い力で歯が動くため、痛みが大人に比べて弱い
- 転倒などによる歯の損傷を回避できる

デメリット

- 経過観察を含めて成長発育が終わるまで続くため、治療期間が長い

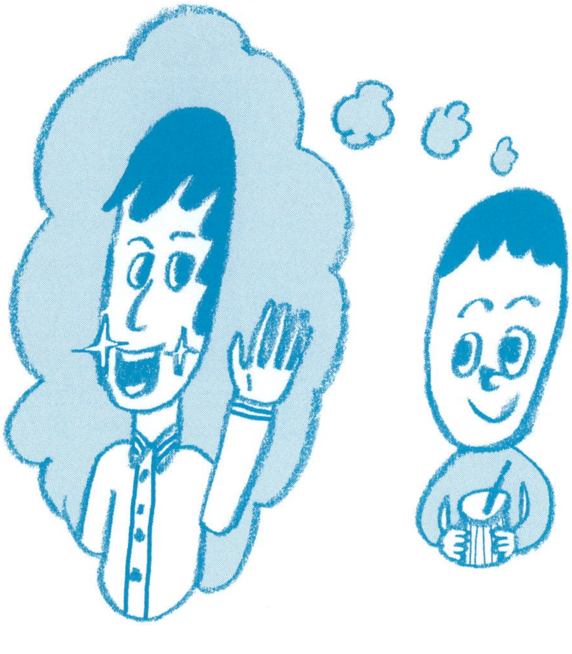

Q はじめて矯正歯科に行くタイミングはいつがいいの？

A 7歳までにパノラマX線写真の検査を受けることをおすすめします

　口の中の状態は一人ひとり異なるため、一概に「治療開始は何歳から」といったことは明言できませんが、もっとも理想的なのは、「あごが成長段階にある幼児期から、矯正歯科医が定期的に観察していく」ことです。具体的には、7歳までに矯正歯科に行き、パノラマX線写真（口やあご全体を1枚に撮るレントゲン）の検査を受けておくのがおすすめです。

　こどもに対するパノラマX線写真は健康保険の対象外となることが多く、その場合、撮影するには3,000円から5,000円の費用がかかりますが、これを撮ることで歯の生えかわりが順調に進んでいるか、あごの骨の中に異常がないかなど、口の中全体の歯や骨の状態がわかり、お子さんの歯を健康に保つ参考になります。

　こうした検査を機に、ぜひ「かかりつけの矯正歯科」をつくり、歯の健康に役立ててください。

Q 矯正歯科治療をしていると、スポーツや音楽に影響はある？

A ほとんどの場合、問題ありません！

スポーツ中に違和感があるなら
マウスピースをつけることも

　一般的なスポーツで矯正歯科治療が支障をきたすことはほとんどありません。逆に、最近ではプロのアスリートたちが身体能力を高めるために積極的に治療するケースが増えています。ただ、空手や柔道といった体と体が接触するスポーツの場合は、矯正装置で口の中を傷つける事故につながる場合があるので注意しましょう。スポーツの最中に矯正装置が気になるようであれば、取りはずしのできるマウスピースなどでカバーすることもできます。

演奏会の日程を見越して
治療することも可能

　矯正装置を装着することで影響があるのは、管楽器の演奏です。管楽器の中でもフルートのような木管楽器やマウスピースの大きい金管楽器であればさほど問題はありませんが、シングルリードのクラリネットやサキソフォンの場合、一時的に音が出しにくくなったり、痛みを感じたりするかもしれません。演奏中に痛みを感じる場合は、矯正歯科でお渡しする「ワックス」（口の中が傷つくのを防ぐために装置のまわりに貼る専用カバー）を使うと、吹きやすくなることもあります。また、大切なコンクールや演奏会などの日程を見越して治療を進めることもできるので、気になる場合は矯正歯科にご相談ください。

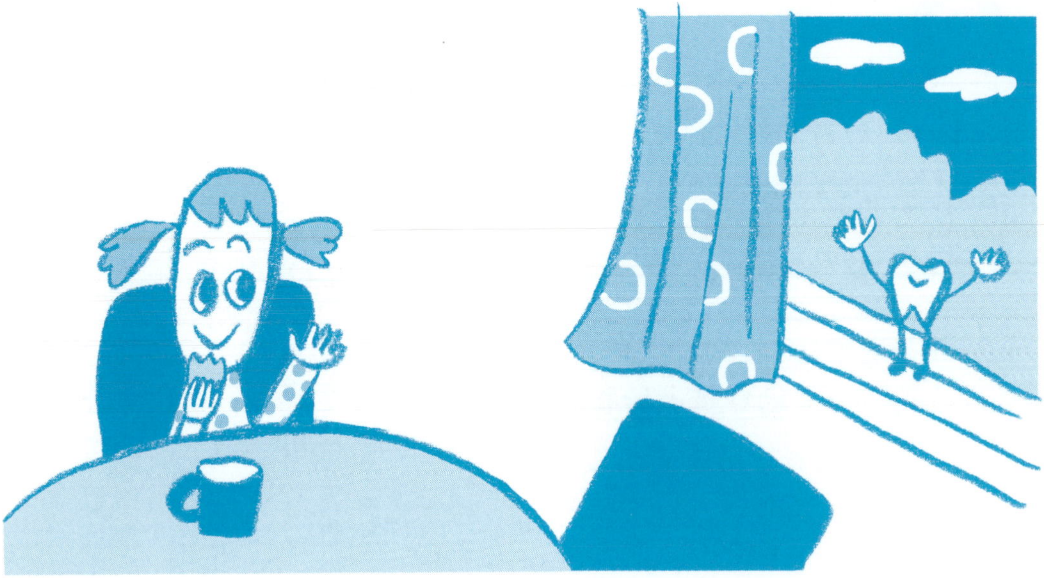

Q 早期治療をすると抜歯をしなくても、よい咬み合わせがつくれるって本当？

A あごのスペースに安定して歯を並べるためには抜歯が必要な場合もあります

上あごの拡大には限度がある

こどもの矯正歯科治療は多くの場合、上下のあごの骨格的なアンバランスを治す早期治療と、永久歯が生えそろってから咬み合わせを整える本格治療の組み合わせで行われます。

その中で、早期治療で上あごを拡大することで永久歯列になっても抜歯をせずに済む場合もあります。とはいえ、あごの拡大にはおのずと限界があるため、乳歯より大きい永久歯が生えたとき、きれいに並ぶだけのスペースが必ず確保できるわけではありません。また、上あごであればバランスをみて多少拡大することができても、下あごはたとえ成長期であっても、構造上、拡大することは不可能です。永久歯がきれいに並ぶスペースが早期治療で確保できなければ、本格治療で抜歯をしてスペースをつくり、咬み合わせを整えていく必要が出てきます。

非抜歯にこだわることで、新たな問題を生むケースも

どうしても抜歯を避けたいということであれば、歯を外側にせり出すように無理に広げて並べる方法しかありませんが、そうするとあごから歯根がはみ出したり、しっかりと咬み合わなくなるなど、理想とはかけ離れたものになってしまいます。

日本における一般の歯科治療では、できる限り歯を残すことが良質な歯科医療の条件とされているため、矯正歯科治療についても「永久歯を抜かない治療こそが良質な治療」だという固定観念があるように思われます。もちろん、矯正歯科医もできることなら健康な歯を抜きたくないと考えていますが、すべての症例が非抜歯で治療できるわけではありません。

大切なのは、歯を抜く、抜かないではなく、治療後の状態を正確に予測し、咬み合わせと歯並びを整えていくことなのです。

不正咬合の代表8パターン

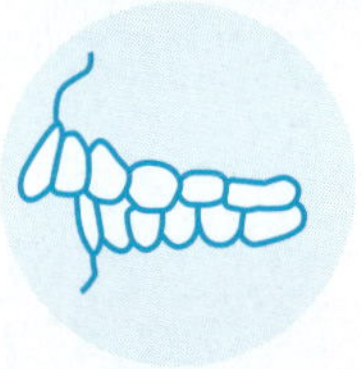

出っ歯（上顎前突《じょうがくぜんとつ》）

上の前歯、または上あごが前に突出している状態。あごの骨に原因がある場合と、歯だけが前に出ている場合がある。指しゃぶりや口呼吸が関係していることも多い。

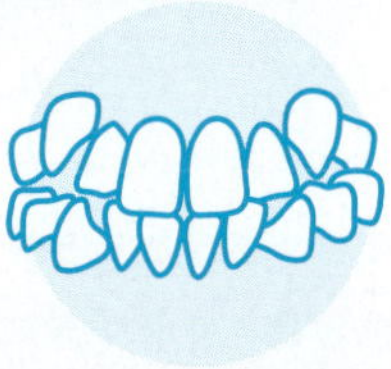

八重歯・乱ぐい歯（叢生《そうせい》）

あごに対して歯が大きすぎて、すべての歯が並びきれずに歯列から飛び出すなど凹凸のある歯並び。歯みがきの際、歯ブラシが行き届かずに汚れが残りやすく、むし歯の原因になりやすい。

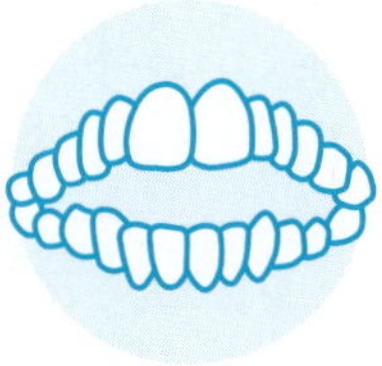

開咬《かいこう》

奥歯を咬み合わせたとき、上下の前歯が咬み合わない状態。舌の位置や動かし方、くちびるをかむクセなどが関係することが多い。オープンバイトともいう。

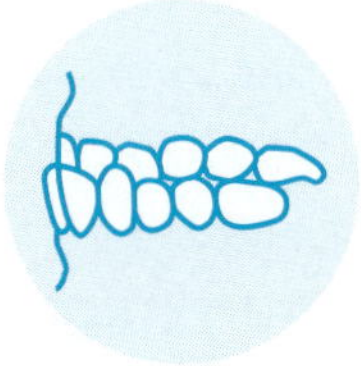

受け口（反対咬合《はんたいこうごう》）

咬み合わせたとき、下の前歯または下あごが前に突出している状態。うまくかめないだけでなく、聞き取りにくい話し方になることが多い。下《か》顎前突《がくぜんとつ》ともいう。

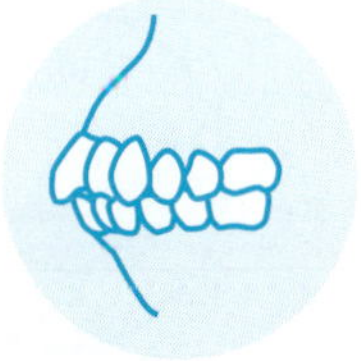

上《じょう》下《げ》顎前突《がくぜんとつ》

上あごと下あごの両方が前方に突出した状態。主に骨格的な問題が原因。横顔では、口もと全体が前に出ているように見える。

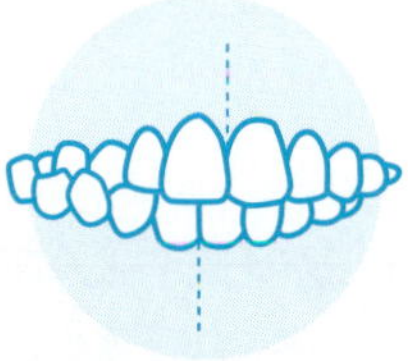

交《こう》叉《さ》咬合《こうごう》

上下の奥歯が左右にずれて、反対に咬み合わさった状態。それに伴い、上下の正中（78ページ）がずれたり下の前歯1～2本が前後にずれたりして受け口になっている場合もある。

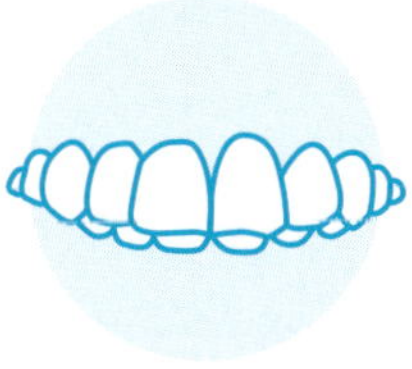

過《か》蓋咬合《がいこうごう》

上下の前歯の重なりが深すぎる状態。正常な咬み合わせでは上下の重なりは2～3ミリだが、6ミリを越えると過蓋咬合となる。ひどい場合は、下の前歯が上の前歯の内側の歯ぐきをかんでしまい、痛くなることがある。

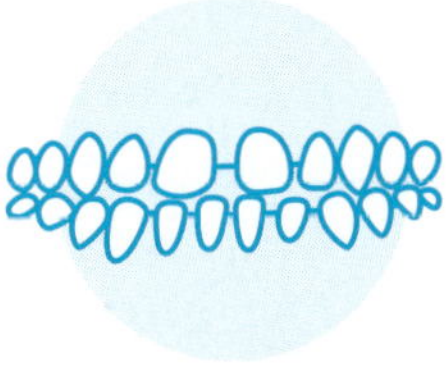

すきっ歯（空隙《くうげき》歯《し》列《れつ》）

歯と歯の間が開いている状態。歯そのものの大きさが小さい、あるいは歯に対してあごが大きいことなどが原因で起こる。上の前歯にすき間がある場合は、正中《せいちゅう》離《り》開《かい》という。

Q こどもの咬み合わせに問題があるかどうかを見極めるポイントって？

A 集団検診のほか、家庭内でも歯の生え方をチェックしましょう

問題のある咬み合わせのことを「不《ふ》正咬合《せいこうごう》」といいます。不正咬合を見分ける最初のポイントは、集団で受ける1歳半健診と3歳児健診です。このとき受け口や交叉咬合などが指摘されたら、早めに矯正歯科に相談しましょう。

乳歯列期に歯と歯の間にすき間がたくさんあると「すきっ歯では？」と心配するお母さんがよくいらっしゃいますが、乳歯列期から歯がすき間なく並んでいると、永久歯に生えかわった段階できれいに並ぶスペースが足りず、凹凸のある歯並びになってしまうため、乳歯のうちはすき間があったほうがよいのです。そのほか、ご家庭で見極めるポイントは以下のとおりです。

永久歯への生えかわり時期の歯並びチェックポイント

チェックの数が多いほど、将来の歯並びには注意が必要です。早めに矯正歯科に相談しましょう。

- □乳歯がすき間なく並んでいる
- □乳歯の歯並びがデコボコしている
- □乳歯の前歯がいつまでも抜けずに残っている
- □上の2本の前歯（永久歯）の間に5ミリ以上のすき間がある
- □指しゃぶりや舌を突き出すクセがある
- □前歯の咬み合わせが上下で反対になっている
- □臼歯を咬み合わせたとき、左右にずれている

Q 受け口は、早めの治療が肝心といわれるのは、なぜ？

A ひと言でいうと、成長するほど治療が難しくなるためです

比較的簡単に治せる「機能性の受け口」は早めの改善が肝心

受け口には「機能性の受け口」と「骨格性の受け口」という2種類があります。

このうち、前者は前歯の傾きに不具合があることで、ものを食べるときなどに上下の前歯があたってから下あごが前に押し出されて受け口になってしまう場合をいいます。

こうした受け口は、下あごが大きすぎることで起きているわけではないので、発育期の早期治療で前歯の傾きや位置を正しくすることで比較的簡単に治ってしまいます。反対にいうと、この段階で治療をせずに放置すると、下あごがそのまま大きく成長してしまい、治療が難しくなるケースもあるということです。

「骨格」が原因の受け口は、早めの治療・観察が重要

もう一つの骨格性の受け口は、下あごの骨が上あごに比べて大きくなった状態をいいます。原因には遺伝を含めてさまざまな要因が考えられますが、下の前歯が大きく前に出ていて、咬み合わせが浅めであることが特徴です。骨格性の受け口の場合、矯正歯科治療で、発育に合わせて上あごの骨が前方へ成長するよう力をかけていくことが大切です。それには成長に応じた年単位の地道な努力が必要になるため、早期からの治療が望ましいのです。

下あごは一般的に身長の伸びと一緒に成長し、上あごよりも下あごの方が遅れて大きくなる特徴があるため、骨格性の受け口では成長が止まってから対応するのがよいという考え方もあります。しかし、その場合でも早期から矯正歯科で経過観察を続け、治療の時期や治療方法などの計画を立てていくことが大切です。

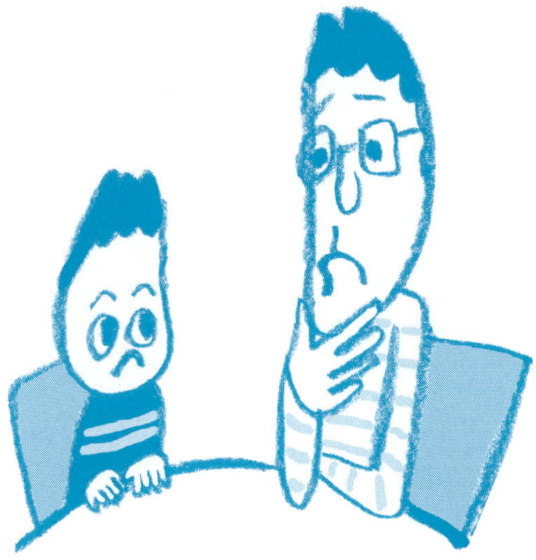

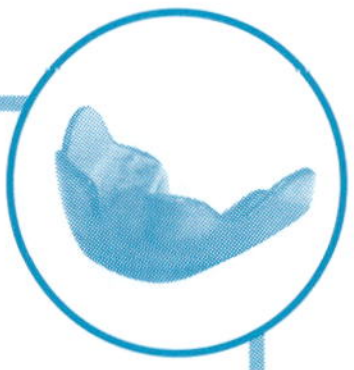

こどもの受け口治療に「咬合誘導装置」は効果的？

幼児期からの反対咬合を改善する治療法として、「咬合誘導装置」という、取りはずしのできる既製の装置を使ったものがあります。これは早期治療を行う前の3歳から5歳くらいまでのこどもを対象とした治療法で、夜間就寝時にだけ咬合誘導装置を装着するというものです。こどもにとって負担が少ないのがメリットですが、咬合誘導装置の装着だけで骨格は変えられないため、永久歯に生えかわった際に受け口が再発する場合が多く、そうなると早期治療の前のステップが一つ増えることになります。

こうしたことを念頭にとどめていただき、お子さんの受け口に気づいたら、早めに矯正歯科にご相談ください。

Q 治療の途中で引っ越す場合、治療の継続や治療費の清算はどうなるの？

A 日本臨床矯正歯科医会では、スムーズな転医をサポートします

治療の進行に応じて治療費を清算し、安心できる転医先を紹介

矯正歯科治療は数年という長い治療期間を要するため、治療中の引っ越しなどで、やむを得ずこれまで通っていた矯正歯科から別の矯正歯科へ移る場合（転医といいます）も出てくるでしょう。その際、患者さんにとって気がかりなことの一つに治療費があります。基本的に、治療の進行状況より多くお金を支払っている場合は、転医前に、これまでかかっていた矯正歯科から払いすぎている金額を返してもらうことになります（逆に、治療の進行より支払いが少ない場合は、その不足分を支払うことになります）。

その際のトラブルを未然に防ぎ、転医後も患者さんに満足していただける治療環境を提供するため、矯正歯科専門開業医の団体である社団法人 日本臨床矯正歯科医会（以下、日本臨床矯正歯科医会）では、北海道から沖縄まで全国を網羅する会員ネットワークを生かし、転居先にできるだけ近い場所で開業する矯正歯科を紹介できる「転医システム」を構築しています。この転医システムでは矯正歯科の紹介のほか、治療の進行状況に応じた治療費の清算をはじめ、診断資料や治療経過を含む転医資料の作成・送付を行うことで、スムーズな引き継ぎにつなげています。

海外への移転でも医療団体を通じて引き継ぎ先を紹介

海外に転居する場合も、欧米を中心に世界的な規模で広がるOrthodontic Directory of the WorldやWFO（World Federation of Orthodontists）、AAO（American Association of Orthodontists）などを通じて、引き継ぎの矯正歯科をご紹介します。よりよい転医を実現するためにも、引っ越しが決まったら早めに治療を受けている矯正歯科にお知らせください。

Q 歯の上にかぶせる透明の取りはずし式の装置（アライナー）はこどもの治療にも使える？

A はっきりいって不向きです！

アライナーとは透明なマウスピース型の装置のことで、一般的に「マウスピース矯正」などと呼ばれています。歯型に合わせてつくったマウスピースを装着して歯を動かしていくというものですが、こどもの場合、治療途中で乳歯が抜けたり、永久歯が生えたりしてアライナーが合わなくなり、何度も作り直しが必要になることもあります。この治療法が適する症例は限られており、凹凸の激しい歯並びや骨格的な問題がある場合などには理想的な治療結果が得られにくいという欠点があるため、おすすめできません。

Q 矯正歯科治療にかかる費用は、ずばりどれくらい？

A 早期治療で40万～50万、本格治療の総額で80万～120万円が目安です

矯正歯科治療は、厚生労働大臣が定める疾患に起因する不正咬合をのぞいて、いわゆる「自費治療」で、健康保険は適用されません。また、治療費は地域や患者さん一人ひとりの症例の難易度や矯正歯科の治療方針などによって異なるため、全国一律の料金といったものがありません。

ただ、国立大学の歯科病院では使用する装置ごとに細かく料金が設定されており、それを目安にすると、早期治療は40万から50万。永久歯が生えそろった段階で行う本格治療は80万から120万円となります。この金額を治療費の目安と考えてよいでしょう。

また、医院によっては治療にかかるすべての装置料を最初に一括計算しているところと、使用する装置ごとに料金を決めているところがあります。治療費についても、治療前に費用を　括で設定する「トータルフィー制」をとるところと、毎回の通院ごとに調整料を必要とする「調整料制」のところに分かれます。

いずれにしても、治療を受けるにあたっては主治医から治療費について十分な説明を受け、納得したうえで治療をはじめるようにしましょう。

Q こどもの矯正歯科治療で、医療費控除は受けられる？

A はい、受けられます

医療費控除とは、自分自身や家族のために、その年の1月1日から12月31日に10万円以上の医療費を支払った場合に、一定の金額の所得控除が受けられる制度のことです。大人の矯正歯科治療では、意見が分かれる場合もありますが、治療を受けた本人が高校3年生までであれば、どこの税務署でも医療費控除の対象となります。

控除を受けるには、個人の確定申告の時期である毎年2月16日から3月15日の1カ月間に税務署に申告します（その年の申告期間を過ぎても、5年前までさかのぼって申告できるので次回の確定申告での対応も可能）。矯正歯科治療にかかった費用（検査・診断料、装置代、処置・調整料など）や、通院のための交通費（バスや電車など公共交通機関。バスや電車での通院が困難な場合のタクシー代）が控除の対象となるので、金額を証明する領収書などがある場合はすべて保管しておきましょう。

医療費控除の計算式

医療費控除額（最高200万円）＝

（ その年に支払った医療費の合計 － 保険金などで補填される金額 － 10万円※ ）× 税率

※10万円または総所得の5%のうち、いずれか少ない方

Q こどもが矯正歯科治療を嫌がっている場合、無理にはじめるのはよくないもの？

A どうしても、こどものやる気が起きないようなら先延ばしも賢明です

年単位の期間が必要となる矯正歯科治療では、毎日の矯正装置の着脱やていねいな歯みがき、定期的な通院が必要になるなど、治療を受ける本人の努力や根気が求められることが多くあります。そのため、治療をはじめる際はお子さん自身に自発的な意志があることが大切です。

お子さんがどうしても矯正歯科治療を嫌がる場合は、治療への理解が進むまで先延ばしにすることも賢明な選択です。ただ、その間も数カ月に一度は矯正歯科に経過観察で通うようにしてください。そうやって通院を続ける中で治療環境に慣れ、歯並びの大切さを自覚する場合もあるはずです。

Q 小学校高学年になっても、まだ上の犬歯が生えてこない……。考えられる原因は？

A 念のために、矯正歯科でパノラマX線写真を撮りましょう

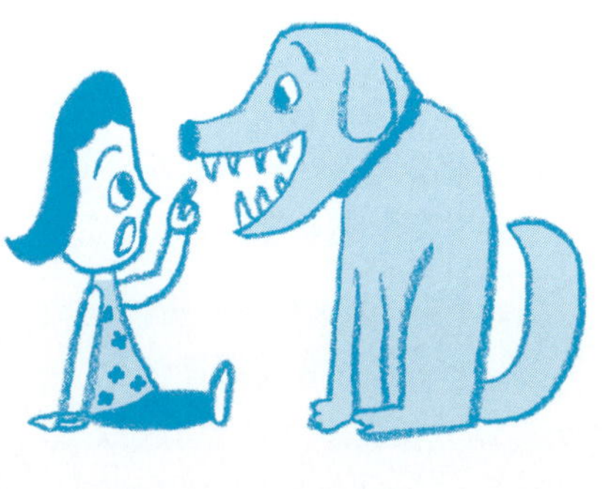

犬歯が正しい位置に生えないこどもが増えている

上あごの犬歯が生えてくるのは、年齢でいうと10歳から12歳が一般的です。このときスペースが十分にあれば、犬歯は隣にある側切歯の歯根（歯の根っこ）の縁に沿うようにして、側切歯と第一小臼歯の間のすき間に生えてくると考えられています。しかし、最近では犬歯が正しい位置に生えないこどもが増えています。その理由は、最近のこどもたちは昔にくらべて頭が小さくあごの幅が狭いのに対して、歯の幅が大きくなっているためだと考えられます。要は、食生活などの変化に伴ってあごが細くなり、永久歯が生える十分なスペースがなくなったことで、最後に生えてくる上あごの犬歯が行き場を失い、萌出《ほうしゅつ》障害《しょうがい》（正しい位置に生えないこと）を起こすというわけです。

しかし、犬歯は咬み合わせを安定させる要となる歯ですから、正しい位置に生えないと、臼歯に対する力のコントロールができず、長期的にみると臼歯の咬み合わせに負担がかかったり、歯列を乱したりする原因となります。また、切歯から犬歯までは微笑んだときに目立つため、ゆがみなどがあると審美的にもよくありません。

歯ぐきの中の犬歯を引き出すなどの処置が必要

犬歯の萌出が遅い場合は、矯正歯科でパノラマX線写真を撮って、あごの骨の中にある永久歯の状態をチェックしましょう。もし、犬歯の萌出障害が見つかったら、乳犬歯を抜くなどの処置を受けることも大切です。矯正歯科では、犬歯の萌出障害の状態によっては、一般歯科と連携して埋まっている犬歯を引っぱり出す「開《かい》窓《そう》・牽引《けんいん》」という処置をして、歯列を整えることもあります。

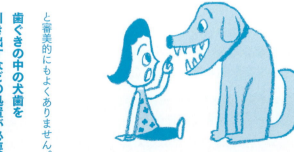

Q 歯科医院でパノラマX線写真を撮ったら、永久歯の本数が足りないことが判明！いったいどうすれば？

A 乳歯を長持ちさせるなど、必要な対策を講じましょう

先天的に永久歯が足りないこどもは、10人に一人いるという事実

乳歯は、あごの骨の中で育ってくる永久歯の歯胚《しはい》（永久歯の芽）に押される形で歯の根が吸収されて短くなり、やがて抜け落ちます。つまり、いつまでも乳歯が残っているということは、乳歯の下に本来あるべき永久歯がない可能性（「先天性欠如」といいます）があります。

日本小児歯科学会が2007年から2008年にかけて行った全国調査によると、歯科を受診した7歳以上のこども1万5,544人（男子7,502名、女子8,042名）のうち、乳歯の先天性欠如があったのは75人（0.5%）、永久歯の先天性欠如があったのは1,568人（10.1%）となっています。

歯並びが崩れる一因になる、永久歯の欠如

永久歯が先天的に欠如していると、大人になっても永久歯が生えるべき場所に乳歯が残ったままになります。乳歯が残っても、咬み合わせとして機能する分には問題ありませんが、乳歯は永久歯よりエナメル質や象牙質が薄く、歯の根も短いため、残念ながらあまり長持ちはせず、二十歳前後で抜けてしまうことも少なくありません。また、抜けた後そのままにしていると周辺の歯が動いたり倒れこんだりして、歯並びや咬み合わせを崩す要因となってしまいます。それだけでなく、あごの成長に悪影響を与えたり、顎関節症などにつながったりする可能性や、前歯のすき間や乳歯の見た日を気にして社会生活に消極的になるなど、心理面での影響も見逃せません。

6本以上欠損の矯正歯科治療には、健康保険が適用に

現在では、6本以上、先天的に永久歯が欠如している場合は、健康保険で矯正歯科治療ができるようになっています。また、早期に矯正歯科医が先天性欠如を把握して対応すれば、最小限の処置で解決でき、大人になってから歯で苦労せずにすむケースも多々あります。こうした見落としを減らしていくためにも、永久歯の前歯が生えはじめる7歳までに矯正歯科を受診することが大切です。

先天性欠如が見つかった場合の対処法

1. 残っている乳歯をできるだけ長持ちさせる
2. 矯正歯科治療を行い、欠如している部分のスペースを閉じて、咬み合わせを安定させる
3. 矯正歯科治療＋補綴《ほてつ》歯科治療で咬み合わせを安定させる

矯正歯科治療に健康保険が適用される場合

6本以上の先天性欠如のほか、著しい受け口や出っ歯、開咬、交叉咬合などの顎変形症や、厚生労働省が定める疾患（唇顎口蓋裂、ゴールデンハー症候群など）については、国の定める指定医療機関（自立支援指定医療機関、顎口腔機能診断施設）での矯正歯科治療において、健康保険が適用されます。くわしくは矯正歯科医会ホームページ（https://www.jpao.jp）をご覧ください。

Q 矯正歯科治療を受けるうえで、信頼できる治療先を見つけるためのポイントは?

A 6つのチェックポイントがあります!

1 精密検査に、頭部X線規格写真（セファログラム）の撮影がある

セファログラムは、上下のあごの大きさやずれ、あごや唇の形態、前歯の傾斜、口もとのバランスなどの状態を正確に知るために不可欠な資料です。大学病院や矯正歯科治療を専門に行う医院では、必ずこの撮影と診断が行われます。

2 精密検査の結果を分析・診断したうえで治療をしている

矯正歯科治療を専門に行う医院では、セファログラムの撮影や石こう模型の製作・診査のほか、口腔内診査、顎機能と咬み合わせの検査、顔のプロポーションの検査、筋機能の検査など複数の検査をもとに治療が行われます。

3 治療計画、治療費用についての説明がある

治療経験豊富な矯正歯科では、検査結果を詳細に分析したうえで治療計画が立案され、担当医から治療のメリット・デメリット、治療費、抜歯・非抜歯などについての説明がくわしくなされます。

4 治療中の転医や、その際の治療費清算について説明がある

治療途中に転居などによって通院先が変わる場合に備えて、治療費の清算および返金についての取り決め目安や、転居先近くの矯正歯科専門開業医の紹介についての説明をあらかじめしてくれるところだと安心です。

5 常勤の矯正歯科医がいる

矯正歯科医が非常勤だと、突発的なトラブルに対応してもらいにくいもの。その点、常勤の矯正歯科医がいる医院は、矯正装置に不具合があった場合の対応が迅速にできるほか、同じ担当医による一貫治療が受けられます。

6 専門知識のある歯科衛生士やスタッフがいる

歯みがき指導一つをとっても一般の歯科治療とはちがうため、矯正歯科に対する豊富な経験と知識がある歯科衛生士やスタッフがいると、主治医の指導監督のもと、適切な口腔衛生指導や食事指導やMFTが受けられます。

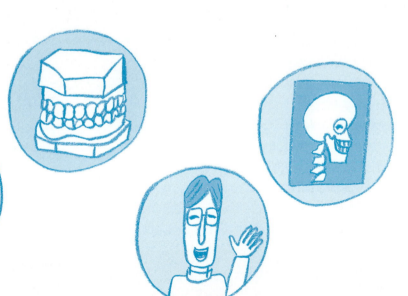

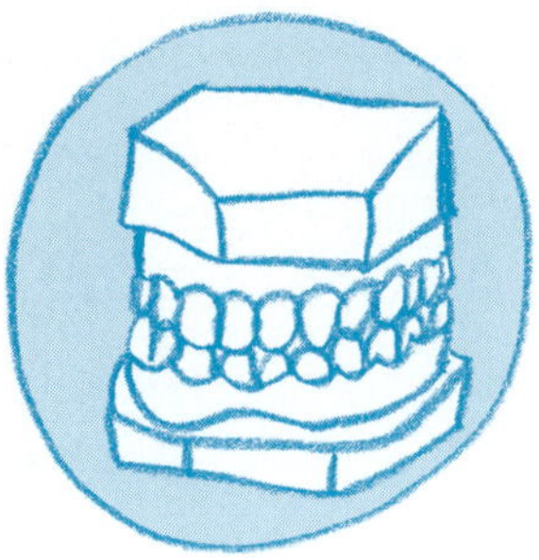

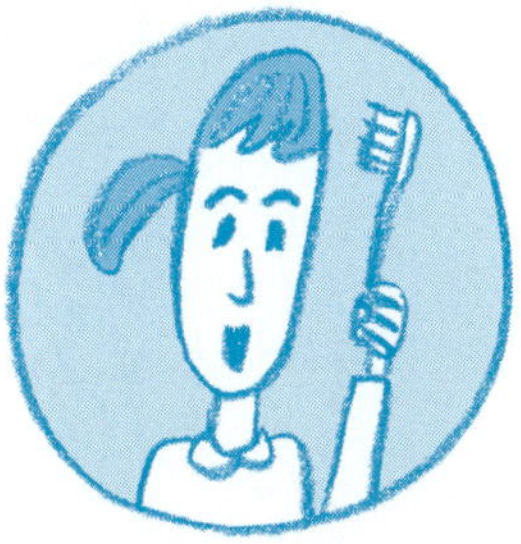

Q 治療中の痛みは、どの程度?

A 個人差がありますが、多くは数日で慣れるので心配いりません

矯正歯科治療による痛みには2種類あります。一つは、矯正装置が歯ぐきにあたったり、頬にこすれたりして傷つくことによる痛みで、もう一つは歯が動くときに歯のまわりの骨に炎症が生じることで感じる痛みです。

前者の痛みや違和感は、装置を装着して1週間ほど経つと慣れてきますが、気になる場合は矯正歯科で渡されるワックス(83ページ)をつけると痛みが軽減されます。また、装置が歯からはずれて歯ぐきや粘膜を傷つける場合は、早めに矯正歯科に連絡をして直してもらうようにしてください。

後者の歯が動くときの炎症による痛みについては、ほとんどの場合、装置を装着して数日で自然に治まります。痛みの程度は個人差が大きいのですが、乳歯は永久歯より動きやすいため、痛みを感じにくいといわれています。ただ、慣れるまでは装置がついた状態で固いものを強くかむのは避け、軟らかいものをやさしくかむようにしましょう。どうしても痛みが気になる場合は、そのときだけ痛み止めの薬を飲むのも有効です。

Q 日本臨床矯正歯科医会って、どんな団体?

A 国内最大の矯正歯科専門開業医の集まりです

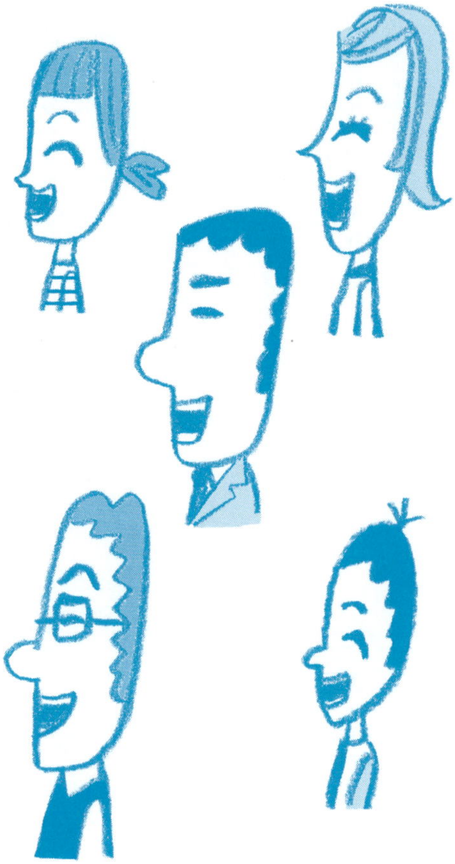

日本臨床矯正歯科医会は、矯正歯科の専門開業医が所属する国内最大の団体です。「よい咬み合わせときれいな歯並びによって心身の健康を育むこと」を目的に、「見た目の美しさ」だけでなく、咬み合わせの改善や咀《そ》嚼《しゃく》機能の向上、口全体の健康増進など総合的な「正しい矯正歯科治療」に取り組んでいます。

会のメンバーになるには矯正歯科治療の専従医であることに加えて、所在地区の会員1名を含む会員3名以上の推薦が必要です。こうした精査のもとに組織された矯正歯科医会は、会員一人ひとりが矯正歯科治療の専門家として豊富な経験と責任のうえに立つ「オルソドンティスト」であることを自らに課し、日々患者さんに向き合っています。

日本臨床矯正歯科医会では、こんな取り組みをしています！

「ブレース スマイル コンテスト」の開催

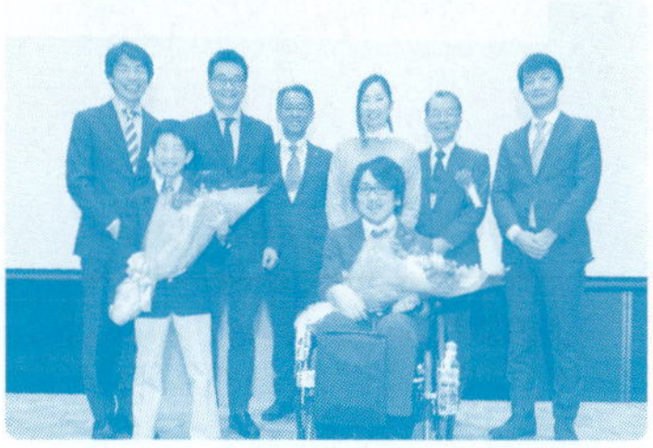

日本臨床矯正歯科医会では8月8日を「歯並びの日」と制定し、毎年、矯正装置（ブレース）をつけた笑顔の写真コンテスト「ブレース スマイル コンテスト」を開催。矯正歯科治療に前向きに取り組んでいる患者さんの笑顔の写真とコメントから受賞作品を選び、表彰しています。

「市民セミナー」の開催

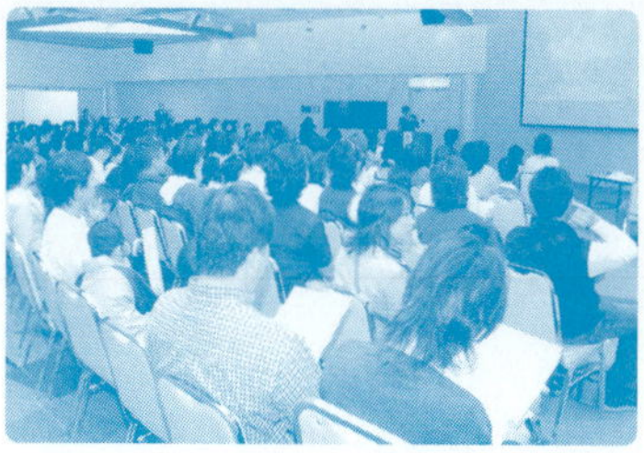

全国各地で開催される無料セミナーでは、咬み合わせの大切さに関する講演や矯正歯科治療を受けた患者さんの体験トークなどを通して、矯正歯科治療の啓発・普及を目指しています。

「矯正歯科何でも相談」の窓口設置

2004年3月から日本臨床矯正歯科医会のホームページに、矯正歯科に関する疑問や困っていることを相談（投稿）できる窓口を設置。日本臨床矯正歯科医会の社会医療委員会が寄せられた相談に回答しています。また、過去の質問と回答は白書としてまとめ、定期的に日本臨床矯正歯科医会の会員宛に配布し、組織内での情報共有をはかっています。

「養護教諭向け無料講演」の開催

全国各地で開催される養護教諭の集会で、矯正歯科治療をわかりやすく解説するための講演を無料で開催。矯正歯科に対する養護教諭の知識向上に務めています。

「意見広告」の出稿

新聞や雑誌、テレビなど、さまざまなメディアの意見広告を通して、「正しい矯正歯科治療」についての啓発・普及活動を行っています。

日本臨床矯正歯科医会については、ホームページをご覧ください。

https://www.jpao.jp/

「啓発書籍」の監修

矯正歯科治療に関する書籍の監修・発行を通して、なぜ咬み合わせを整えるのか、そのためにはどのような治療が必要となるのかなど、治療の意味や意義、そしてその内容への啓発を行っています。

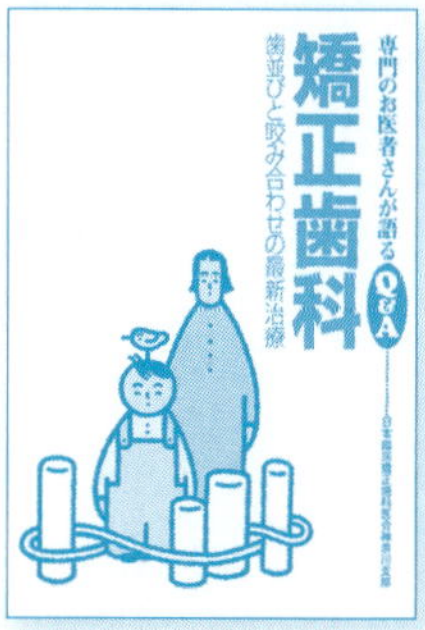

『専門のお医者さんが語るQ&A
矯正歯科
歯並びと咬み合わせの最新治療』
日本臨床矯正歯科医会神奈川支部
保健同人社／1,350円（税別）

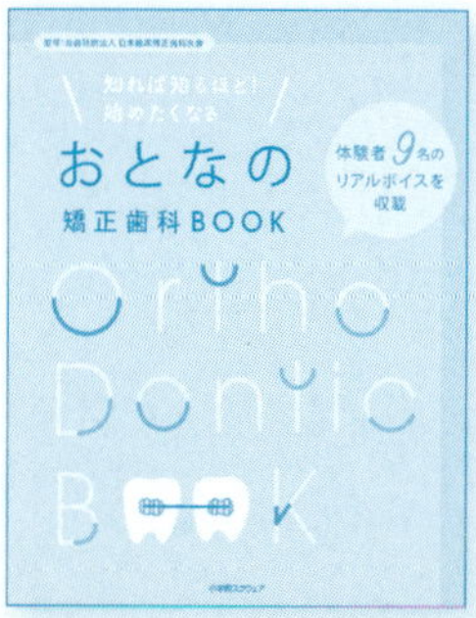

『知れば知るほど！
始めたくなる
おとなの矯正歯科BOOK』
日本臨床矯正歯科医会監修
小学館スクウェア／952円（税別）

もっと知りたい! こどもの矯正歯科治療

キッズの歯並び わくわくBOOK

2016年7月15日　初版第1刷発行
2018年10月10日　第2刷発行
2019年6月25日　第3刷発行
2022年4月10日　第4刷発行

監修／日本臨床矯正歯科医会
ブックデザイン／小田切信二・石山早穂(wip・er graphics inc.)
表紙・マンガ／大岩ピュン
イラスト／天野明子(p20～p27)
大岩ピュン(p28～p29, p56～p57, p80)
aque(p46～p47, p49)
ハマダルコラ(p77～p79)
丸山誠司(P82, p84, p86, p89, p91～p92)
撮影／河野鉄平(p50～p55, p70)
西 希(p72)
原稿／村山京子(p70～p73)
通訳／OLIVIERI CLAUDIA
校正／阿蘭ヒサコ
編集制作／冨部志保子(有限会社 グルーラップ)

発行／株式会社 小学館スクウェア
〒101-0051　東京都千代田区神田神保町2-13　神保町MFビル4F
TEL.03-5226-5781　FAX.03-5226-3510
印刷・製本／三晃印刷株式会社

協力
日本歯科矯正器材協議会

※本誌掲載のインタビューは2015年10月に行われたものです。

ISBN978-4-7979-8749-2
©Shogakukan Square 2016 Printed in Japan
造本にはじゅうぶん注意しておりますが、万一、乱丁・落丁などの不良品がありましたら、
小学館スクウェアまでお送りください。お取り替えいたします。

本書の無断での複写(コピー)、上演、放送等の二次利用、翻案等は、著作権法上の例外を除き禁じられています。
本書の電子データ化などの無断複製は著作権法上の例外を除き禁じられています。
代行業者等の第三者による本書の電子的複製も認められておりません。

LIST

信頼できる
全国の
矯正歯科医リスト

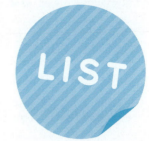

このリストページに掲載されているのは、
日本で唯一45年以上にわたり活動している、
矯正歯科専門開業医の団体・日本臨床矯正歯科医会会員の
診療所の連絡先です。
咬み合わせや歯並びが気になったら、
身近な診療所に、まずは連絡してみましょう。

日本臨床矯正歯科医会・公式サイト

https://www.jpao.jp/

最新の診療所の情報は、
こちらからご確認ください。

都道府県	診療所名／会員名	〒　住所	TEL
北海道	麻生矯正歯科／河上　宗博	001-0040 札幌市北区北40条西4丁目2-10 麻生パステルセトビル3F	011-726-7377
北海道	ウイズ矯正歯科／小笠原　潤治	004-0051 札幌市厚別区厚別中央1条6丁目2-15 新札幌センタービル3F	011-893-8833
北海道	新札幌アン矯正歯科クリニック／井上　則子	004-0052 札幌市厚別区厚別中央2条5丁目6-3 デュオ2 4F	011-896-8868
北海道	中野矯正歯科クリニック／中野　耕輔	060-0051 札幌市中央区南1条東1丁目 大通バスセンタービル1号館8F	011-212-2018
北海道	アントン矯正歯科クリニック／土佐　博之	060-0807 札幌市北区北7条西5丁目 札幌北スカイビル15F	011-707-8681
北海道	北大前矯正歯科クリニック／工藤　章修	060-0008 札幌市北区北8条西4丁目20-1 バロンドール2F	011-737-2101
北海道	ユニ矯正歯科クリニック／茶谷　仁史	063-0812 札幌市西区琴似2条5丁目1-22 三光カサノビル2F	011-631-3334
北海道	宮の森矯正歯科クリニック／平賀　順子	064-0825 札幌市中央区北5条西26丁目1-7 ベンビル2F	011-613-9292
北海道	クオレ矯正歯科クリニック／堀井　豪	069-0813 江別市野幌町40-15	011-389-8241
北海道	旭川公園通り矯正歯科／上地　潤	070-0033 旭川市3条通7丁目418-1 OKUNO.5F	0166-25-7700
北海道	おびひろアート矯正歯科／今井　徹	080-0012 帯広市西二条南11丁目12 天光堂ビル4F	0155-20-2468
北海道	フォレスト矯正歯科クリニック／大和　志郎	080-0301 河東郡音更町木野大通西9-1-17 いえすⅢ 1F	0155-30-8880
北海道	はやぶさ矯正歯科クリニック／金山　隼人	090-0052 北見市北進町1-3-13	0157-33-1520
青森県	板垣矯正歯科／板垣　正樹	030-0862 青森市古川1-11-13	017-777-6600
青森県	なかの矯正歯科クリニック／中野　錦吾	031-0057 八戸市上徒士町20-1	0178-72-1666
青森県	広瀬矯正歯科クリニック／広瀬　寿秀	036-8001 弘前市代官町41 甘栄堂ビル3F	0172-37-7273
秋田県	あんどう矯正歯科クリニック／安藤　葉介	010-0003 秋田市東通4-4-18	018-837-6480
岩手県	三條矯正歯科　／三條　勲	020-0015 盛岡市本町通2-4-32	019-654-3775
岩手県	なかの矯正歯科／中野　廣一	020-0807 盛岡市加賀野2-8-24 エスト加賀野1F	019-604-8883
山形県	さとみ矯正歯科クリニック／里見　優	990-0039 山形市香澄町2-9-19	023-632-9553
山形県	いがらし矯正歯科クリニック／五十嵐　一吉	994-0047 天童市駅西3-12-1	023-654-8741
山形県	ぷらす矯正歯科／菅原　泰典	998-0034 酒田市中央西町1-60	0234-26-1588

宮城県	伊藤矯正歯科クリニック／伊藤　智恵	980-0011 仙台市青葉区上杉1-7-25	022-213-8541
宮城県	曽矢矯正歯科クリニック／曽矢　猛美	980-0021 仙台市青葉区中央3-2-16 第2MKビル5F	022-268-1417
宮城県	仙台東口矯正歯科／堀内　淳	983-0864 仙台市宮城野区名掛丁134-5 コンフォートホテル仙台東口1F	022-781-8556
茨城県	ナカジマ矯正歯科クリニック／中島　祥博	300-0034 土浦市港町2-1-13	029-823-8818
茨城県	フォーラム矯正歯科／坂寄　正美	302-0004 取手市取手3-4-8 海方ビル3F	0297-72-0028
茨城県	岡田矯正歯科クリニック／岡田　卓也	305-0035 つくば市松代1-12-1	029-852-5500
茨城県	横川矯正歯科／横川　早苗	315-0014 石岡市国府4-5-4	0299-24-4118
栃木県	きくち矯正歯科／菊地　誠	320-0023 宇都宮市仲町1-16	028-627-0567
栃木県	おだいら矯正歯科／小平　安彦	320-0061 宇都宮市宝木町1-2588-44	028-650-7150
栃木県	和田矯正歯科／和田　昌久	320-0804 宇都宮市二荒町2-7	028-638-8655
栃木県	三宅歯科・矯正歯科クリニック／三宅　弘直	320-0856 宇都宮市砥上町31-4	028-647-3741
群馬県	きたやま矯正歯科／北山　義隆	370-0035 高崎市柴崎町1262-6	027-350-1600
群馬県	みやざき矯正歯科医院／宮崎　孝明	370-0849 高崎市八島町82-18	027-323-8778
群馬県	とねき矯正歯科医院／渡木　澄子	373-0803 太田市矢場町3001-34	0276-45-2111
埼玉県	浦和矯正歯科クリニック／三戸　天元	330-0055 さいたま市浦和区東高砂町20-5	048-882-6215
埼玉県	スマイル矯正歯科／中村　桂子	330-0843 さいたま市大宮区吉敷町4-261-1 キャピタルビル3F	048-600-3771
埼玉県	大宮こかい矯正歯科／小海　暁	330-0845 さいたま市大宮区仲町2-9 仲町シロタビルEAST301	048-658-8111
埼玉県	ファミリア歯科矯正／大塚　亮	330-0854 さいたま市大宮区桜木町1-7-5 ソニックシティビル12F	048-644-7055
埼玉県	ヤナセ矯正歯科／梁瀬　喜久彌	330-0854 さいたま市大宮区桜木町2-193 岡田ビル2F	048-644-3280
埼玉県	のぶしま矯正歯科／延島　ひろみ	335-0002 蕨市塚越1-7-4 Kビルディング2F	048-442-8374
埼玉県	やまぐち矯正歯科クリニック／山口　大輔	336-0017 さいたま市南区南浦和2-44-9 榎本第3ビル3F	048-882-2153
埼玉県	中川路矯正歯科／中川路　健司	336-0021 さいたま市南区別所7-6-8 ライブタワー3F	048-866-4645
埼玉県	やまざき矯正歯科クリニック／山崎　康博	343-0808 越谷市赤山本町8-5 山六ビル1F	048-967-4618

埼玉県	クジライ矯正歯科／鯨井　正夫	360-0037 熊谷市筑波 1-52-8	048-525-6006
埼玉県	みやざき矯正歯科／宮崎　顕道	366-0801 深谷市上野台 531-5	048-575-5100
千葉県	たきもと矯正歯科／瀧本　正行	260-0028 千葉市中央区新町 19-11 新町Nビル2F	043-247-3306
千葉県	くろだ矯正歯科／黒田　崇	260-0045 千葉市中央区弁天 2-1-1 秋葉ビル 2F	043-284-8118
千葉県	しばた矯正歯科クリニック／柴田　康司	262-0033 千葉市花見川区幕張本郷 2-2-5 アットホームセンタービル 2F	043-274-3339
千葉県	高嶺矯正歯科／高嶺　朝彦	263-0043 千葉市稲毛区小仲台 2-2-18 エヌズビル2 3F	043-252-8881
千葉県	アーク矯正歯科／佐藤　國彦	271-0091 松戸市本町 19-16 松戸ウェストビル 3F	047-361-4687
千葉県	秋山矯正歯科／秋山　譲	271-0091 松戸市本町 1-1 松栄館ビル 3F	047-361-2660
千葉県	かねもと矯正歯科／兼元　廣明	273-0005 船橋市本町 6-4-20 平和ビル 3F	047-425-1232
千葉県	福井矯正歯科駅前診療所／福井　峰雄	275-0026 習志野市谷津 1-16-1 モリシア津田沼オフィス棟 8F	047-479-2234
千葉県	柏歯列矯正クリニック／小野瀬　正浩	277-0021 柏市中央町 3-30 柏ハイツ 2F	04-7166-6940
千葉県	山口矯正歯科／山口　聡	284-0005 四街道市四街道 1-3-3 高橋ビル 1F	043-304-7773
千葉県	タカハシ矯正歯科／高橋　洋樹	286-0033 成田市花崎町 937	0476-22-0077
東京都	銀座並木通りさゆみ矯正歯科デンタルクリニック81／ 坂本　紗有見	104-0061 中央区銀座 7-5-5 長谷第一ビル 6F-B	03-5568-7118
東京都	表参道高柳矯正歯科／高柳　譲司	107-0061 港区北青山 3-5-44 HT青山 4F	03-6434-5681
東京都	大坪矯正歯科医院／大坪　邦彦	107-0062 港区南青山 5-1-22 青山ライズスクエア 3F	03-3407-8989
東京都	赤坂まつの矯正歯科／松野　功	107-6102 港区赤坂 5-2-20 赤坂パークビル 2F	03-5573-8893
東京都	富岡矯正歯科／富岡　直哉	110-0005 台東区上野 7-4-9 細田ビル 9F	03-5828-1559
東京都	小野矯正歯科クリニック／小野　美代子	113-0033 文京区本郷 1-33-8 ハウス本郷ビル 5F	03-3812-3276
東京都	王子みのうら矯正歯科／箕浦　雄介	114-0002 北区王子 1-16-7 石井ビル 3F	03-3913-4060
東京都	赤羽矯正歯科／濱野　晶子	115-0045 北区赤羽 2-49-7 山陽ビル 3F	03-3903-0053
東京都	むとう矯正歯科／武藤　克己	120-0005 足立区綾瀬 2-24-4 幸和ハイツ 201	03-3603-4333
東京都	プロ矯正歯科／田中　憲男	130-0022 墨田区江東橋 2-11-5 河口ビル 2F	03-3632-6777

東京都	田村矯正歯科／田村　元	134-0088 江戸川区西葛西3-15-9 共栄ビル6F	03-5674-6220
東京都	今井矯正歯科／今井　裕三	134-0091 江戸川区船堀3-7-1 今井ビル3F	03-3878-3100
東京都	大浦矯正歯科クリニック／大浦　好章	135-0047 江東区富岡1-5-6 津田ビル201	03-3641-8701
東京都	小坂矯正歯科／小坂　肇	141-0022 品川区東五反田5-28-9 五反田第3花谷ビル3F	03-3449-0541
東京都	あいがせ矯正歯科／鮎瀬　節子	143-0025 大田区南馬込5-42-3-207	03-3777-2435
東京都	蒲田ハピネス矯正歯科／幸田　隆史	144-0052 大田区蒲田5-44-14 トオヤビル2F	03-6424-4018
東京都	多胡矯正歯科クリニック／多胡　彬	145-0071 大田区田園調布1-10-3 フラット田園調布301	03-3722-2321
東京都	松野矯正歯科クリニック／松野　修次	150-0002 渋谷区渋谷2-19-17 グローリア渋谷ビル601	03-3409-5543
東京都	日本矯正歯科研究所附属デンタル・クリニック／ 佐藤　元彦	150-0002 渋谷区渋谷2-15-1 渋谷クロスタワー21F	03-3499-2222
東京都	矢野矯正歯科クリニック／矢野　真人	150-0042 渋谷区宇田川町16-8 渋谷センタービル4F	03-3464-4594
東京都	菅原矯正歯科診療所／菅原　勇	151-0053 渋谷区代々木1-18-3	03-3374-1182
東京都	中久木矯正歯科センター自由が丘診療所／中久木　正俊	152-0035 目黒区自由が丘2-5-5	03-3724-1170
東京都	デュナミス歯列矯正歯科／堀内　哲	153-0064 目黒区下目黒2-23-1 ファムール目黒2F	03-3493-0302
東京都	つちや矯正歯科／土屋　朋未	154-0015 世田谷区桜新町1-14-12 小泉TKビル2F	03-5477-7788
東京都	酒井矯正歯科クリニック／酒井　秀彰	155-0031 世田谷区北沢2-19-17 サザン石井ビル3F	03-5430-0202
東京都	ひさの矯正歯科／久野　昌隆	157-0062 世田谷区南烏山5-20-16 ヴィオーラ烏山201	03-6909-1260
東京都	高橋矯正歯科クリニック／高橋　治	157-0072 世田谷区祖師谷3-32-5 石田ビル3F	03-5429-0206
東京都	アップル歯列矯正歯科自由が丘／斎藤　安弘	158-0083 世田谷区奥沢5-20-17 自由が丘ユングフラウ4F	03-5701-8211
東京都	歯科矯正・近藤デンタルオフィス／近藤　悦子	158-0085 世田谷区玉川田園調布2-3-4	03-3722-0841
東京都	二子玉川ガーデン矯正歯科／石野　善男	158-0094 世田谷区玉川3-20-1 名川ビル3F	03-5491-5454
東京都	はしば矯正歯科／橋場　千織	158-0097 世田谷区用賀4-4-8 第2福島ビル3F	03-5716-3741
東京都	中久木矯正歯科センター四谷診療所／中久木　正明	160-0004 新宿区四谷1-18 高山ビル5F	03-3355-2346
東京都	常盤矯正歯科医院／常盤　肇	160-0022 新宿区新宿4-3-22 安藤ビル5F	03-5363-1182

東京都	整美会矯正歯科クリニック／松本　圭司	160-0022 新宿区新宿3-17-2 新宿アカネビル4F,7F	03-3352-3357
東京都	整美会矯正歯科クリニック／米山　和伸	160-0022 新宿区新宿3-17-2 新宿アカネビル4F,7F	03-3352-3357
東京都	平岡矯正歯科／平岡　修	160-0023 新宿区西新宿7-9-10 プルミエ西新宿ビル3F	03-5330-1817
東京都	さとう矯正歯科／佐藤　俊仁	169-0075 新宿区高田馬場3-3-1 ユニオン駅前ビル4F	03-5386-1180
東京都	なかむら矯正歯科／中村　理枝	170-0003 豊島区駒込1-43-13 朝美ビル2F	03-3941-2718
東京都	尾崎矯正歯科クリニック／尾崎　武正	170-0013 豊島区東池袋1-14-10 ポプラビル10F	03-3981-9679
東京都	尾崎矯正歯科クリニック／尾崎　周作	170-0013 豊島区東池袋1-14-10 ポプラビル10F	03-3981-9679
東京都	ユニオルソ矯正歯科／篠原　親	171-0021 豊島区西池袋1-14-4 キンズメンビル7F,8F	03-3981-6886
東京都	ポール矯正歯科センター／各務　肇	171-0052 豊島区南長崎6-1-23 ポールビル2F	03-3952-2249
東京都	ひおき矯正歯科／日置　誠	180-0003 武蔵野市吉祥寺南町1-13-5	0422-44-6466
東京都	スマイル矯正歯科／中澤　敏	181-0013 三鷹市下連雀3-43-32 松川ビル2F	0422-71-6911
東京都	大塚矯正歯科医院／大塚　裕純	182-0002 調布市仙川町1-12-3	03-3308-0707
東京都	アルファ矯正歯科／野間　秀郎	183-0023 府中市宮町1-23-9 中野ビル2F	042-361-4182
東京都	吉野矯正歯科／吉野　成史	183-0055 府中市府中町2-1-7 内藤ビル3F	042-360-8600
東京都	神原矯正歯科／神原　章	185-0021 国分寺市南町3-15-6 小林ビル6F	042-324-9849
東京都	みむら矯正歯科／三村　博	188-0001 西東京市谷戸町2-15-11 ひばりが丘高野ビル6F	042-424-3987
東京都	ごうけ矯正歯科クリニック／郷家　秀昭	188-0011 西東京市田無町4-4-13	042-468-2132
東京都	Smile＠立川おとなとこどもの矯正歯科／二階堂　邦彦	190-0012 立川市曙町1-32-44	042-522-0300
東京都	新井矯正歯科／新井　茂	190-0023 立川市柴崎町3-7-16 立川ワシントンホテル2F	042-527-6684
東京都	牛久保矯正歯科／牛久保　順一	192-0081 八王子市横山町8-19 牛久保ビル2F	042-646-6547
東京都	オハナ矯正歯科クリニック／中村　朋子	192-0083 八王子市旭町9-1 八王子スクエアビル10F	042-649-3090
東京都	市川矯正歯科医院／市川　和博	192-0904 八王子市子安町4-6-1 Phiビル3F	042-625-7171
東京都	市川矯正歯科医院／村松　裕之	192-0904 八王子市子安町4-6-1 Phiビル3F	042-625-7171

東京都	ふなき矯正歯科／舩木　純三	194-0022 町田市森野 1-23-21 吉川町田ビル3F	042-728-7977
東京都	のむら矯正歯科／野村　泰世	201-0014 狛江市東和泉 1-15-8 フェイスビル3F	03-3488-8882
東京都	清瀬矯正歯科／井植　温	204-0022 清瀬市松山 1-11-21 ブリリアントⅠ-2F	042-497-7773
東京都	せきど矯正歯科／安香　譲治	206-0011 多摩市関戸 1-11-1 京王聖蹟桜ヶ丘ショッピングセンターA館 2F	042-337-2525
東京都	有間矯正歯科クリニック／有間　英生	206-0033 多摩市落合 1-46-2	042-374-8211
神奈川県	いしかわ矯正歯科／石川　剛	210-0005 川崎市川崎区東田町 5-3 ホンマビル2F	044-200-8374
神奈川県	根津矯正歯科クリニック／根津　浩	210-0007 川崎市川崎区駅前本町 12-1 川崎駅前タワー・リバーク5F	044-211-1623
神奈川県	武蔵小杉矯正歯科／荻原　祐二	211-0063 川崎市中原区小杉町 3-600 コスギ サード アヴェニュー 3F	044-733-3117
神奈川県	かわさきノエル矯正歯科／松原　望	212-0014 川崎市幸区大宮町 5 太尾ビル4F	044-522-4411
神奈川県	溝口矯正歯科／今　政宏	213-0033 川崎市高津区下作延 2-9-9 MSB5F	044-888-4099
神奈川県	クラ矯正歯科クリニック／蔵　真由美	214-0013 川崎市多摩区登戸新町 101	044-933-2005
神奈川県	宮崎台やすい矯正歯科クリニック／安井　正紀	216-0033 川崎市宮前区宮崎 2-12-1 宮崎台プラザビル 105	044-861-9418
神奈川県	福増矯正歯科／福増　一浩	221-0065 横浜市神奈川区白楽 1-1 フローリッシュ東白楽 1F,2F	045-423-2288
神奈川県	大野矯正クリニック／大野　粛英	222-0021 横浜市港北区篠原北 1-3-29	045-432-5905
神奈川県	JOY矯正歯科クリニック／福山　英治	223-0052 横浜市港北区綱島東 2-1-5 泉山ビル3F	045-545-1200
神奈川県	脇本矯正歯科医院／脇本　康夫	223-0062 横浜市港北区日吉本町 1-25-24 原田ビル2F	045-564-1184
神奈川県	有本矯正歯科／有本　方恵	225-0002 横浜市青葉区美しが丘 2-20-18	045-904-1525
神奈川県	ながの矯正歯科 たまプラーザ／永野　俊介	225-0002 横浜市青葉区美しが丘 5-1-49 すみれビル2F	045-509-1120
神奈川県	あざみ野矯正歯科／横田　俊明	225-0011 横浜市青葉区あざみ野 1-26-3 佐々木ビル 1F	045-509-1603
神奈川県	いなげ矯正歯科医院／稲毛　滋自	227-0062 横浜市青葉区青葉台 2-3-10 ラルク青葉台3F	045-984-8588
神奈川県	加藤矯正歯科クリニック／加藤　裕也	233-0002 横浜市港南区上大岡西 1-18-3 ミオカ リスト館 7F	045-841-0122
神奈川県	宮川矯正歯科クリニック／宮川　泰郎	233-0002 横浜市港南区上大岡西 1-19-17 ロッキーイケダ第2ビル2F	045-846-5670
神奈川県	うえき矯正歯科クリニック／上木　康文	234-0054 横浜市港南区港南台 3-3-1 港南台214ビル2F	045-830-0911

神奈川県	前田矯正歯科クリニック／前田　眞琴	234-0054	横浜市港南区港南台3-6-35	045-831-7546
神奈川県	洋光台矯正歯科／北村　裕	235-0045	横浜市磯子区洋光台3-1-18	045-834-0112
神奈川県	永井矯正歯科医院／永井　宏人	236-0042	横浜市金沢区釜利谷東2-14-5 関口ビル3F	045-786-1182
神奈川県	わたなべ矯正歯科／渡辺　亨	236-0052	横浜市金沢区富岡西2-1-10 鈴木ビル201	045-778-4618
神奈川県	さいとう矯正歯科クリニック／斎藤　伸雄	239-0831	横須賀市久里浜1-5-1 鈴栄ビル301	046-830-1388
神奈川県	井坂矯正歯科／井坂　文降	240-0013	横浜市保土ヶ谷区帷子町2-47-2 第1斉藤ビル4F	045-334-0087
神奈川県	苅部歯科・矯正歯科／苅部　充	240-0042	横浜市保土ヶ谷区上星川2-17-12	045-381-0921
神奈川県	えんどう矯正歯科クリニック／遠藤　信孝	241-0821	横浜市旭区二俣川1-5-38 TSビル6F	045-365-0500
神奈川県	島田矯正歯科クリニック／島田　正	242-0007	大和市中央林間5-7-8 アトモーエ中央林間2F	046-274-4000
神奈川県	島田矯正歯科クリニック／清水　唯行	242-0007	大和市中央林間5-7-8 アトモーエ中央林間2F	046-274-4000
神奈川県	はんだ矯正歯科／半田　秀穂	242-0017	大和市大和東2-2-1 ワイズビル2F	046-264-8808
神奈川県	はんだ矯正歯科／新井　千博	242-0017	大和市大和東2-2-1 ワイズビル2F	046-264-8808
神奈川県	いしわた矯正歯科／石渡　靖夫	243-0432	海老名市中央2-5-34 アクシアハ芳1F	046-233-8741
神奈川県	東戸塚たいらく矯正歯科／平久　忠輝	244-0801	横浜市戸塚区品濃町541-3 オセアンビル7F	045-828-4118
神奈川県	ささき矯正歯科クリニック／佐々木　光司	244-0816	横浜市戸塚区上倉田町493-1 NOBオグシビル5F	045-871-2281
神奈川県	三田矯正歯科医院／三田　浩明	245-0008	横浜市泉区弥生台12-17	045-810-1353
神奈川県	アーク矯正歯科クリニック／大嶋　嘉久	247-0006	横浜市栄区笠間3-44-1 メゾングランディオーズ1F	045-410-6837
神奈川県	ふかわ矯正歯科／府川　俊彦	247-0056	鎌倉市大船2-20-35	0467-47-0771
神奈川県	村上矯正歯科クリニック／村上　道雄	250-0011	小田原市栄町2-15-21	0465-23-0704
神奈川県	椿矯正歯科クリニック／椿　浩明	250-0875	小田原市南鴨宮3-27-7	0465-49-1180
神奈川県	鎌田歯科矯正クリニック／鎌田　正毅	251-0052	藤沢市藤沢571	0466-25-8944
神奈川県	鎌田歯科矯正クリニック／鎌田　秀樹	251-0052	藤沢市藤沢571	0466-25-8944
神奈川県	ドモン矯正歯科／土門　明哉	252-0303	相模原市南区相模大野3-19-11 日広第2ビル7F	042-767-3977

神奈川県	中川矯正歯科クリニック／中川　正治	252-0303 相模原市南区相模大野3-17-19 高橋ビル3F	042-747-8823
神奈川県	さいとう矯正歯科医院／齋藤　康雄	252-0804 藤沢市湘南台2-3-1 アルテミス湘南4F	0466-44-2601
神奈川県	あみの矯正歯科／網野　弘二	253-0056 茅ヶ崎市共恵1-8-20 ル・ベルソー3F	0467-57-8711
神奈川県	亀井矯正歯科医院／亀井　照明	254-0046 平塚市立野町39-12	0463-35-8811
神奈川県	高橋矯正歯科医院／高橋　滋樹	257-0035 秦野市本町1-4-8	0463-82-8213
神奈川県	あかつき矯正歯科クリニック／臼井　暁昭	257-0054 秦野市緑町17-40	0463-82-8749
新潟県	大竹矯正歯科医院／大竹　正人	940-0048 長岡市台町2-1-26	0258-32-2112
新潟県	ささくら矯正歯科クリニック／篠倉　均	951-8126 新潟市中央区学校町通2-598-40 KTビル3F	025-227-1414
新潟県	ささくら矯正歯科クリニック／篠倉　千恵	951-8126 新潟市中央区学校町通2-598-40 KTビル3F	025-227-1414
長野県	堀内矯正歯科／堀内　敦彦	380-0815 長野市鶴賀田町2138-1	026-235-5533
長野県	内田矯正歯科医院／内田　春生	380-0825 長野市末広町1970-1 浪やビル3F	026-227-9988
長野県	たけうち矯正歯科医院／竹内　誠	380-0927 長野市栗田1020-6 ステラビルB-3F	026-291-8500
長野県	こばやし矯正歯科／小林　聡	381-2221 長野市川中島町御厨941-1	026-283-8711
長野県	こじま矯正歯科クリニック／小嶋　勤	386-0022 上田市緑が丘1-1-16	0268-29-0871
長野県	おばた矯正歯科クリニック／小幡　明彦	390-0806 松本市女鳥羽1-7-23	0263-33-8000
長野県	ブライト矯正歯科／砂原　佳子	390-0811 松本市中央1-7-24 山田ビル2F	0263-37-8820
長野県	ひろ矯正歯科／廣　俊明	399-0702 塩尻市広丘野村1658-23	0263-54-6622
山梨県	ふかさわ矯正歯科クリニック／深沢　裕文	400-0031 甲府市丸の内1-2-13 甲府駅前サンフラワービル3F	055-224-1001
山梨県	鎌田歯科矯正クリニック／鎌田　巖	400-0861 甲府市城東1-8-12	055-237-2244
山梨県	シライ矯正歯科クリニック／白井　英俊	401-0013 大月市大月1-13-30	0554-23-4187
山梨県	ニッコリ矯正歯科クリニック／小林　弘史	407-0015 韮崎市若宮1-2-50 韮崎市民交流センター（ニコリ）3F	0551-22-0550
静岡県	大川矯正歯科クリニック／大川　覚	410-0033 沼津市杉崎町7-5	055-922-3338
静岡県	くわはら矯正歯科医院／桑原　聡	410-0801 沼津市大手町5-5-3 森田ビル5F	055-962-0388

静岡県	杉山矯正歯科／杉山　弘夫	411-0856 三島市広小路町13-4 キミサワ薬局ビル3F	055-973-6480
静岡県	かたおか矯正歯科医院／片岡　護	417-0051 富士市吉原2-6-3	0545-52-0321
静岡県	フカワ矯正歯科医院／府川　彰久	420-0857 静岡市葵区御幸町8-1 ダイヤ静岡ビル2F	054-255-8533
静岡県	アルファ矯正歯科クリニック／富永　雪穂	424-0888 静岡市清水区中之郷1-4-11 ミハラビル3F	054-348-2581
静岡県	喜田矯正歯科医院／喜田　賢司	432-8013 浜松市中区広沢2-53-2	053-413-4182
富山県	寺田矯正歯科医院／寺田　康子	933-0858 高岡市泉町6-1	0766-25-4515
富山県	近川矯正歯科クリニック／近川　美喜子	939-1104 高岡市戸出町4-3-28 ショッピングゾーンパトラ	0766-63-7171
福井県	矯正歯科誠クリニック／田中　誠	910-0003 福井市松本4-11-1	0776-22-4187
福井県	矯正歯科みねた／峰田　雅章	910-0005 福井市大手3-12-20 冨田第一生命ビル2F	0776-23-1180
愛知県	森川矯正歯科クリニック／森川　泰	440-0076 豊橋市大橋通1-68 静銀ニッセイ豊橋ビル8F	0532-55-4118
愛知県	菅沼矯正歯科／菅沼　興明	440-0806 豊橋市八町通3-12-3	0532-53-4819
愛知県	村木矯正歯科クリニック／村木　一規	441-8028 豊橋市立花町31	0532-31-7766
愛知県	アイル矯正歯科／山口　英治	444-0044 岡崎市康生通南2-30 東海保険・ガーデンビル2F	0564-24-4188
愛知県	いぬづか矯正歯科／犬束　信一	446-0072 安城市住吉町6-2-6	0566-96-1088
愛知県	酒井矯正歯科クリニック／酒井　優	450-0002 名古屋市中村区名駅4-4-10 名古屋クロスコートタワー 2F	052-581-3941
愛知県	名古屋矯正歯科診療所／佐奈　正敏	450-0003 名古屋市中村区名駅南2-14-19 住友生命名古屋ビル14F	052-581-4718
愛知県	カメリア歯科 矯正クリニック／渡辺　修	453-0015 名古屋市中村区椿町18-22 ロータスビル3F	052-452-4618
愛知県	葉山歯科小松矯正科／小松　真佐子	458-0801 名古屋市緑区鳴海町本町58	052-626-0066
愛知県	おおもり矯正歯科クリニック／大森　一幸	458-0910 名古屋市緑区桶狭間森前202 グリーンパレス清水山1F	052-629-3399
愛知県	ふしみ矯正歯科／高橋　直行	460-0003 名古屋市中区錦1-20-10 HR・NET伏見ビル 3F	052-201-0010
愛知県	浅見矯正歯科クリニック／浅見　勲	460-0003 名古屋市中区錦3-15-15 CTV錦ビル4F	052-951-3300
愛知県	浅見矯正歯科クリニック／芝崎　龍典	460-0003 名古屋市中区錦3-15-15 CVT錦ビル4F	052-951-3300
愛知県	TF栄矯正歯科クリニック／根来　武史	460-0008 名古屋市中区栄2-4-3 TF広小路本町ビル6F	052-219-8588

愛知県	**ウララ矯正歯科クリニック／杉村　美咲**	460-0008 名古屋市中区栄3-31-7 大河内ビル8F	052-252-8217
愛知県	**大山矯正歯科／大山　照彦**	460-0008 名古屋市中区栄5-10-14 新東陽ビル2F	052-251-3332
愛知県	**たにだ矯正歯科／谷田　耕造**	460-0011 名古屋市中区大須3-31-22 C-Forest2 6F	052-262-8024
愛知県	**梶原矯正歯科クリニック／梶原　忠嘉**	460-0022 名古屋市中区金山2-11-15	052-321-5580
愛知県	**金山矯正歯科クリニック／田中　進平**	460-0022 名古屋市中区金山1-9-16 鉄鋼ビル118-4F	052-331-8560
愛知県	**さくら矯正歯科／伊藤　亜紀子**	462-0804 名古屋市北区上飯田南町3-89-2	052-914-9821
愛知県	**いけもり矯正歯科／池森　由幸**	464-0035 名古屋市千種区橋本町1-13	052-782-0418
愛知県	**まるち矯正歯科／丸地　宣隆**	465-0033 名古屋市名東区明が丘113 サン季世203	052-778-0234
愛知県	**藤ヶ丘矯正歯科／伊藤　真**	465-0048 名古屋市名東区藤見が丘20-1 レインボーパーキングビル1F	052-726-8200
愛知県	**ふじき矯正歯科／藤木　辰哉**	466-0834 名古屋市昭和区広路町字北石坂102-54 八事グランドビル6F	052-835-8711
愛知県	**やまだ矯正歯科／山田　晃弘**	468-0045 名古屋市天白区野並3-437 パティオ野並Ⅱ 1F	052-895-5500
愛知県	**てらお矯正歯科／寺尾　牧**	468-0051 名古屋市天白区植田1-1315 スカイビル植田2F	052-803-4877
愛知県	**とよあけ矯正歯科／森川　敦**	470-1151 豊明市前後町善江1707-2 森下ビル1F	0562-96-0011
愛知県	**こんどう矯正歯科／近藤　憲史**	471-0026 豊田市若宮町1-8-1 第38オーシャンビル6F	0565-32-8041
愛知県	**三宅矯正歯科クリニック／三宅　泰貴**	471-0064 豊田市梅坪町1-18-11	0565-35-6161
愛知県	**矯正歯科BANクリニック／伴　美津絵**	474-0036 大府市月見町3-88	0562-45-0802
愛知県	**尾張矯正歯科／渡邉　崇**	490-1211 あま市篠田塚田14	052-444-6888
岐阜県	**かわぐち矯正歯科／河口　忠睦**	500-8286 岐阜市西鶉1-29-1	058-274-4598
岐阜県	**浅井矯正歯科／浅井　保彦**	500-8833 岐阜市神田町8-9 白木ビル7F	058-266-1555
岐阜県	**浅井矯正歯科／浅井　麦**	500-8833 岐阜市神田町8-9 白木ビル7F	058-266-1555
岐阜県	**ホリ歯科矯正研究所／堀　悟**	500-8833 岐阜市神田町9-22 パリスビル3F	058-262-7832
岐阜県	**よろず矯正歯科クリニック／萬　建一**	503-0015 大垣市林町10-1309-1	0584-75-4184
岐阜県	**前田矯正歯科／前田　忠利**	504-0825 各務原市蘇原柿沢町3-5-20	058-382-9522

三重県	きり矯正歯科クリニック／切通　正智	510-0075 四日市市安島 1-2-18 三誠ビル 7F	059-355-3313
三重県	山本矯正歯科／山本　克己	511-0061 桑名市寿町 1-15 ラ・ポルテ桑名駅前ビル 1F	0594-23-5468
三重県	地主矯正歯科クリニック／地主　尚由	515-0043 松阪市下村町2578-5	0598-29-6888
三重県	大岩矯正歯科ウガタクリニック／大岩　逸朗	517-0501 志摩市阿児町鵜方3009-44	0599-43-8686
京都府	あおい矯正歯科／山脇　裕	600-8007 京都市下京区四条通高倉西入ル立売西町71 GRAND CUBE 四条4F	075-211-2527
京都府	駅前矯正歯科／平野　護	600-8216 京都市下京区烏丸通七条下ル 京阪京都ビル9F	075-343-1933
京都府	くす矯正歯科／楠　元就	600-8415 京都市下京区烏丸通松原上ル因幡堂町713 井筒因幡堂町ビル4F	075-352-8811
京都府	ふじやま矯正歯科／藤山　光治	602-8033 京都市上京区上鍛冶町329	075-252-5571
京都府	きしもと矯正歯科 京都クリニック／岸本　正雄	603-8173 京都市北区小山下初音町45	075-491-9990
京都府	そりはし歯科・矯正歯科医院／反橋　由佳	603-8178 京都市北区紫竹下梅ノ木町69	075-494-3710
京都府	永田矯正歯科／永田　賢司	604-8004 京都市中京区三条河原町東入中島町78-80 明治屋京都ビル6F	075-241-1809
京都府	岩崎歯科医院／岩崎　万喜子	604-8336 京都市中京区三条大宮町247	075-841-0201
京都府	速水矯正歯科／速水　勇人	606-8305 京都市左京区吉田河原町 14 マンハイム鴨川101	075-771-8841
京都府	かながわ矯正歯科二条診療所／金川　武市	604-8418 京都市中京区西ノ京東栂尾町3 JR二条駅NKビル4F	075-822-2345
京都府	みほ矯正歯科医院／山中　美穂	607-8441 京都市山科区上野御所ノ内町4-2 大栄ビル4F	075-748-6880
京都府	はっとり矯正歯科／服部　哲夫	610-0334 京田辺市田辺中央5-1-4 カサ・デル・アダージョ1F	0774-63-2800
京都府	いなみ矯正歯科／居波　徹	611-0031 宇治市広野町東裏62-1	0774-44-3143
京都府	さわだ矯正歯科クリニック／澤田　大介	617-0823 長岡京市長岡2-1-3 ガラシャビル3F	075-958-2135
京都府	おぎの矯正歯科／荻野　茂	621-0804 亀岡市追分町大堀 17-1 FLAT YAGI 2F	0771-25-0418
大阪府	大西矯正歯科クリニック／大西　馨	530-0012 大阪市北区芝田 1-4-8 北阪急ビル2F	06-6372-8254
大阪府	大浦矯正歯科医院／大浦　寿哉	530-0041 大阪市北区天神橋4-7-29 扇町山一ビル2F	06-6351-4182
大阪府	なかがわ矯正歯科／中川　浩一	530-0051 大阪市北区太融寺町5-13 東梅田パークビル7F	06-6312-8881
大阪府	岡崎矯正歯科／岡崎　聡慶	532-0023 大阪市淀川区十三東2-9-6 十三東駅前ビル4F	06-6889-5855

大阪府	じゅん矯正歯科クリニック／阿部　純子	541-0053 大阪市中央区本町3-5-2 辰野本町ビル2F	06-6266-0018
大阪府	よしかわ矯正歯科クリニック／吉川　仁育	542-0081 大阪市中央区南船場2-12-5 心斎橋イースト スクエア4F	06-6200-4108
大阪府	Glanz(グランツ)矯正歯科／橋本　浩史	543-0001 大阪市天王寺区上本町6-2-26 大和上六ビル3F	06-6766-6366
大阪府	木下矯正歯科／木下　三樹夫	545-0051 大阪市阿倍野区旭町1-1-10 竹澤ビルB1F	06-6633-0717
大阪府	岩村矯正歯科／岩村　博満	545-0052 大阪市阿倍野区阿倍野筋2-1-29 AITビル6F	06-6627-5000
大阪府	チームスマイル中島矯正歯科／中島　健	550-0027 大阪市西区九条1-23-3	06-6585-1888
大阪府	永田矯正歯科／永田　裕保	551-0001 大阪市大正区三軒家西1-9-34	06-6551-8011
大阪府	ひらき矯正歯科／平木　建史	558-0004 大阪市住吉区長居東4-7-15 田中ビル2F	06-6608-0875
大阪府	犬伏矯正歯科クリニック／犬伏　俊嗣	558-0043 大阪市住吉区墨江4-10-27-103	06-6676-0821
大阪府	れんしゃ矯正歯科／蓮舎　寛樹	560-0082 豊中市新千里東町1-2-3 ザ・千里レジデンス203	06-6170-9771
大阪府	てらだ矯正歯科／寺田　康雄	561-0802 豊中市曽根東町3-2-6 曽根駅前ビルディング2F	06-6864-4187
大阪府	足立矯正歯科／足立　敏	562-0001 箕面市箕面5-11-8 峰松ビル2F	072-724-2866
大阪府	イノウエ矯正&歯科／井上　裕子	562-0045 箕面市瀬川5-5-5	072-720-7000
大阪府	山片矯正歯科／山片　重徳	563-0047 池田市室町1-10 ふか喜ビル2F,3F	072-754-1091
大阪府	香川矯正歯科医院／香川　正之	564-0032 吹田市内本町1-10-11 旭ファイブ2F	06-6383-8211
大阪府	かねまつ矯正歯科／兼松　茂仁	564-0051 吹田市豊津町10-34 井門江坂駅前ビル2F	06-6339-7700
大阪府	ときざね矯正歯科／時實　千代子	565-0842 吹田市千里山東1-4-12-3F	06-6338-6712
大阪府	野呂矯正歯科／野呂　卓司	567-0888 茨木市駅前3-1-1 サンマルセ1F	072-631-3090
大阪府	ひさき矯正歯科／久木　宏顕	569-0803 高槻市高槻町10-19 高槻矯正スクエア1F	072-686-5511
大阪府	岡本矯正歯科／岡本　晋澤	570-0056 守口市寺内町2-7-27 ステーションゲート守口4F	06-6992-1012
大阪府	岩崎矯正歯科／岩崎　利員	572-0084 寝屋川市香里南之町30-1 第3林ビル2F	072-834-2987
大阪府	松原矯正歯科クリニック／松原　進	573-0086 枚方市香里園町9-21 一光ビル3F	072-831-8881
大阪府	深井矯正歯科クリニック／深井　統久	573-1106 枚方市町楠葉1-4-8 シャルム橋内ビル3F	072-864-6435

大阪府	ながた矯正歯科／永田　雄己	573-1191 枚方市新町 1-7-4 StoRK BLDG枚方2F	072-807-5437
大阪府	壺内矯正歯科／壺内　建行	577-0804 東大阪市中小阪2-10-24	06-6721-9208
大阪府	布川矯正歯科／布川　隆三	577-0841 東大阪市足代3-1-7 布施南ビル7F	06-6729-3980
大阪府	中本矯正歯科／中本　清嗣	583-0026 藤井寺市春日丘3-1-71	072-953-8444
大阪府	塩田矯正歯科／塩田　敦子	590-0014 堺市堺区田出井町 1-1-300 ベルマージュ堺3F	072-233-4222
大阪府	杉本矯正歯科医院／杉本　菜穂子	593-8327 堺市西区鳳中町5-178-3	072-267-3181
大阪府	ヤマダ矯正歯科／山田　尋士	595-0025 泉大津市旭町 18-3 アルザ2F	0725-22-8558
大阪府	なかはし矯正歯科／中橋　章泰	599-8114 堺市東区日置荘西町2-3-5	072-286-4182
奈良県	浜中矯正歯科クリニック／濱中　康弘	631-0036 奈良市学園北 1-1-1 ル・シエル学園前4F	0742-46-9410
奈良県	西大寺　高橋矯正歯科／高橋　一朗	631-0821 奈良市西大寺東町2-1-55 丸和西大寺ビル6F	0742-35-3566
奈良県	岡下矯正歯科／岡下　慎太郎	634-0045 橿原市石川町282-3	0744-28-4183
奈良県	松川矯正歯科医院／松川　公洋	634-0804 橿原市内膳町 1-1-5 大通口ビル4F	0744-25-4541
奈良県	たつみ歯科・矯正歯科医院／辰巳　光	636-0204 磯城郡川西町唐院399-2	0745-43-2163
奈良県	のぐち矯正歯科クリニック／野口　晴弘	639-1007 大和郡山市南郡山町520-18 マインド21 ビル6F	0743-51-1188
和歌山県	戸村矯正歯科クリニック／戸村　博臣	640-8211 和歌山市西布経丁 1-1	073-424-1148
兵庫県	吉田矯正歯科クリニック／吉田　建美	650-0012 神戸市中央区北長狭通 1-2-2 三宮エビスビル8F	078-332-5735
兵庫県	大塚矯正歯科／大塚　重雄	650-0022 神戸市中央区元町通4-6-5 アパルトロア 1F	078-367-2789
兵庫県	山之内矯正歯科クリニック／山之内　哲治	651-0085 神戸市中央区八幡通4-2-18 郵船航空・福本ビル8F	078-230-8800
兵庫県	横山矯正歯科／横山　玲子	651-0095 神戸市中央区旭通5-3-9 三ノ宮駅前ビル 1F	078-241-8741
兵庫県	ひだか矯正歯科クリニック／日高　修	651-2273 神戸市西区糀台5-6-3 神戸西神オリエンタルホテル5F	078-990-5505
兵庫県	かねだ矯正歯科／立花　京子	654-0022 神戸市須磨区大黒町2-1-11 フェニックスビル3F	078-736-0736
兵庫県	渡辺矯正歯科／渡辺　真太郎	654-0151 神戸市須磨区北落合2-7-4	078-795-0888
兵庫県	小島矯正歯科／小島　康二	657-0065 神戸市灘区宮山町3-3-1 六甲駅前ビル4F	078-881-6446

兵庫県	村上ちなつ矯正歯科／村上　知奈律	658-0013 神戸市東灘区深江北町4-11-6 ワコーレ深江駅前ハーモニーガーデン201	078-452-8555
兵庫県	たつの矯正歯科クリニック／龍野　耕	658-0047 神戸市東灘区御影2-2-13 斉藤ビル3F	078-845-3800
兵庫県	花田矯正歯科／花田　勝則	660-0827 尼崎市西大物町12-41 アマゴッタ5F	06-6482-4021
兵庫県	朝井矯正歯科／朝井　寛之	661-0002 尼崎市塚口町1-18-13 ロイヤル塚口1F	06-6427-8008
兵庫県	たまむら矯正歯科／玉村　長都	661-0033 尼崎市南武庫之荘1-14-1 森陽ビル2F	06-6439-6179
兵庫県	美帆矯正歯科クリニック／廣瀬　美帆	662-0051 西宮市羽衣町10-50 夙川グリーン阪神ビル3F	0798-36-6480
兵庫県	ウエキ矯正歯科／植木　伸隆	662-0918 西宮市六湛寺町15-2 エビスタイースト1F	0798-37-1587
兵庫県	中西矯正歯科西宮オフィス／中西　秀郎	663-8035 西宮市北口町1-2 アクタ西宮東館3F	0798-64-7801
兵庫県	きょうめん矯正歯科／京面　伺吾	665-0033 宝塚市伊子志3-8-15 メディック逆瀬川3F	0797-73-1184
兵庫県	矯正歯科たかぎ・クリニック／高木　豊明	665-0844 宝塚市武庫川町2-5 パストラル宝塚2F	0797-84-1187
兵庫県	さくら矯正歯科／山田　真樹	665-0861 宝塚市中山寺1-10-6 中山寺メディカルセンター2F	0797-83-0418
兵庫県	カノミ矯正歯科クリニック／嘉ノ海　龍三	670-0962 姫路市南駅前町30 Mdビル4F	079-284-2322
兵庫県	こむらさき矯正歯科／小紫　仁嗣	673-0541 三木市志染町広野1-332	0794-89-8303
兵庫県	ふじた矯正歯科／藤田　昌樹	675-1114 加古郡稲美町国安4-142	079-497-7721
鳥取県	坂根矯正歯科／坂根　令一	683-0053 米子市明治町177-1 スマイルスペース米子駅前1F	0859-31-1818
島根県	出雲 おおさわ矯正歯科／大澤　雅樹	693-0001 出雲市今市町2065 パルメイト出雲2F	0853-22-0418
岡山県	ひじや矯正歯科／土屋　公行	710-0055 倉敷市阿知2-8-1 倉敷会館ビル2F	086-422-4410
岡山県	のむら矯正歯科／野村　聡	710-0057 倉敷市昭和2-1-39	086-423-4187
広島県	小川矯正歯科／小川　晴也	720-0062 福山市伏見町4-32	084-928-0118
広島県	渡辺矯正歯科／渡辺　八十夫	720-0064 福山市延広町1-25 明治安田生命福山駅前ビル5F	084-926-3200
広島県	マコト矯正歯科クリニック／沖部　則子	723-0004 三原市館町1-7-1 金山ビル2F	0848-61-2558
広島県	クラーク矯正歯科／高田　賢二	723-0017 三原市港町1-2-3 船木商事ビル1F	0848-64-7117
広島県	矯正歯科森本／森本　徳明	728-0006 三次市畠敷町880-3-1F	0824-64-7070

広島県	つか矯正歯科／柄　博治	730-0035 広島市中区本通7-30 つちやビル3F	082-248-4180
広島県	花岡矯正歯科クリニック／花岡　宏	730-0051 広島市中区大手町1-1-20 ニュー大手町ビル5F	082-247-1222
広島県	花岡矯正歯科クリニック／花岡　宏一	730-0051 広島市中区大手町1-1-20 ニュー大手町ビル5F	082-247-1222
広島県	井藤矯正歯科／井藤　一江	731-5125 広島市佐伯区五日市駅前2-11-12 エスパシオ201	082-925-5566
広島県	こせき矯正歯科／小跡　清隆	733-0812 広島市西区己斐本町1-17-5	082-271-8148
広島県	香川矯正歯科クリニック／香川　国和	737-0811 呉市西中央1-5-7 エスケイビル6F	0823-25-7890
広島県	ののやま矯正歯科医院／野々山　大介	739-0024 東広島市西条町御薗宇5484-6	082-420-8790
山口県	岩国矯正歯科クリニック／沖村　昭信	740-0018 岩国市麻里布町2-2-18 ベルデビル4F	0827-29-0330
香川県	もり歯科矯正歯科医院／森　仁志	761-0701 木田郡三木町池戸3267-4 コトデン池戸駅前	087-898-3300
香川県	こうざと矯正歯科クリニック／上里　聡	762-0032 坂出市駒止町1-4-2 こうざと矯正歯科ビル3F	0877-45-3710
徳島県	藤崎矯正歯科クリニック／藤崎　臣弘	771-0204 板野郡北島町鯛浜字大西153-6	088-698-0919
徳島県	天真歯科矯正歯科／天真　覚	773-0001 小松島市小松島町字北浜36-2	0885-35-0118
高知県	ひろせ矯正歯科／廣瀬　久三	780-0834 高知市堺町2-26 高知中央ビジネススクエア5F	088-875-2212
高知県	かねこ矯正歯科／金子　和之	780-0901 高知市上町1-8-13	088-854-8540
愛媛県	和矯正歯科クリニック／藤田　和久	790-0005 松山市花園町5-10	089-947-7007
愛媛県	みちだ矯正小児歯科／道田　寿彦	790-0067 松山市大手町1-8-4	089-921-4500
愛媛県	岡矯正歯科／岡　健治	790-0873 松山市北持田町125-6	089-947-5767
愛媛県	歯ならび矯正歯科医院／和島　武毅	792-0822 新居浜市寿町1-43	0897-41-8143
福岡県	歯科矯正　高木クリニック／高木　繁實	802-0002 北九州市小倉北区京町3-15-15 辰巳ビル6F	093-511-5268
福岡県	ながやま矯正歯科クリニック／永山　純一郎	806-0021 北九州市八幡西区黒崎2-10-18 黒崎センタービル7F	093-641-4188
福岡県	ながやま矯正歯科クリニック／永山　哲聖	806-0021 北九州市八幡西区黒崎2-10-18 黒崎センタービル7F	093-641-4188
福岡県	天神矯正歯科クリニック福岡／森下　格	810-0001 福岡市中央区天神2-3-36 ibb fukuokaビル6F	092-738-3160
福岡県	しもだ矯正歯科クリニック／下田　哲也	810-0001 福岡市中央区天神2-14-2 福岡証券ビルB1F	092-725-7700

福岡県	安永矯正歯科医院／佐藤　英彦	810-0004 福岡市中央区渡辺通4-1-36 Bivi福岡1F	092-731-0649
福岡県	安永矯正歯科医院／安永　敦	810-0004 福岡市中央区渡辺通4-1-36 Bivi福岡1F	[illegible]
福岡県	歯科・矯正 しみずクリニック／清水　義之	810-0004 福岡市中央区渡辺通5-24-30 東カンビル504	092-713-0125
福岡県	F-style K・I DENTAL OFFICE／伊藤　正彦	810-0021 福岡市中央区今泉1-2-30 天神プレイスイースト1F	092-713-5386
福岡県	はなおか矯正歯科クリニック／花岡　健太郎	811-4173 宗像市栄町3-1 さくらマンション1F	0940-38-8770
福岡県	村田矯正歯科医院／村田　和久	812-0011 福岡市博多区博多駅前2-5-8 ベルコモンズ博多10F	092-474-6256
福岡県	村田矯正歯科医院／村田　直久	812-0011 福岡市博多区博多駅前2-5-8 ベルコモンズ博多10F	092-474-6256
福岡県	モンテ矯正歯科クリニック／森中　和子	813-0044 福岡市東区千早5-13-1 香椎パサージュ2F	092-682-1223
福岡県	せいご矯正歯科／清末　晴悟	814-0002 福岡市早良区西新5-1-23 第2山口ビル4F	092-846-3085
福岡県	もり矯正歯科医院／森　淳一郎	814-0002 福岡市早良区西新4-9-39 仲野ビル4F	092-851-5685
福岡県	今村矯正歯科クリニック／今村　昇	815-0033 福岡市南区大橋1-8-18 大橋Sビル4F	092-512-3553
福岡県	田島歯科矯正口腔外科クリニック／田島　寛廸	830-0044 久留米市本町7-23	0942-38-4618
福岡県	はなえ矯正歯科／若江　皇絵	830-0047 久留米市津福本町322	0942-30-0930
福岡県	ユアーズ矯正歯科／久保田　隆朗	834-0063 八女市本村378-6 プラザホテルアベニュー1F	0943-25-6057
佐賀県	TERRA寺谷矯正歯科クリニック／寺谷　烈	840-0034 佐賀市西与賀町厘外739-7	0952-29-5086
長崎県	クボタ矯正歯科／久保田　敦志	850-0056 長崎市恵美須町4-7 サンカツビル2F	095-822-2266
長崎県	内山のりよ矯正歯科医院／内山　恵代	850-0852 長崎市万屋町3-16 ウィステリア万屋町ビル2F	095-811-5477
長崎県	すずき矯正歯科／鈴木　弘之	852-8108 長崎市川口町1-1-106 ビバシティ浦上1F	095-843-7373
熊本県	池上矯正歯科クリニック／池上　富雄	860-0804 熊本市中央区辛島町64	096-325-1776
熊本県	分山矯正歯科クリニック／分山　英次	860-0806 熊本市中央区花畑町1-7 MY熊本ビル2F	096-354-0413
熊本県	やまべ矯正歯科クリニック／山部　耕一郎	860-0845 熊本市中央区上通町4-18 第3井上ビル3F	096-351-2308
熊本県	犬童矯正歯科クリニック／犬童　寛治	866-0857 八代市出町5-9	0965-32-3571
宮崎県	陶山はじめ矯正歯科医院／陶山　肇	880-0023 宮崎市和知川原1-53-1	0985-27-2248

宮崎県	きりん矯正歯科／矢野　収一	882-0854 延岡市長浜町 1-1624-1	0982-35-6326
宮崎県	たけお矯正歯科／高橋　知江子	882-0874 延岡市伊達町 2-5829-1	0982-21-5171
宮崎県	かわごえ矯正歯科医院／川越　仁	885-0006 都城市吉尾町 935-6	0986-38-7550
鹿児島県	山形矯正歯科医院／山形　圭一郎	890-0053 鹿児島市中央町 16-5 Machen Bldg. 4F	099-206-2633
鹿児島県	田中矯正歯科／田中　巽	890-0053 鹿児島市中央町 21-14	099-257-9052
沖縄県	山内矯正歯科クリニック／山内　昌浩	904-0203 中頭郡嘉手納町字嘉手納 270-19	098-957-1818

（2022年1月31日作成）